老年护理手册丛书

老年急救护理手册

主　编　林　琳　李　玲

副主编　王成海　张宁宁　贾彦彩

编　委　（以姓氏笔画为序）

　　　　王永凤　王成海　牛玉琴　卢纯青

　　　　刘　颖　刘月梅　李　玲　张　梦

　　　　张宁宁　林　琳　贾彦彩

中国医药科技出版社

内 容 提 要

本书为《老年护理手册丛书》之一，根据老年人在日常生活中存在的事故隐患和有关医疗卫生保键问题，重点介绍了老年人创伤急救、急症与急病处理、老年人安全的护理等相关知识。本书可供从事老年护理医务工作者参考阅读，亦是老年人及其家属的良师益友。

图书在版编目（CIP）数据

老年急救护理手册／林琳，李玲主编．—北京：中国医药科技出版社，2018.2
（老年护理手册丛书）
ISBN 978 - 7 - 5067 - 9965 - 2

Ⅰ.①老…　Ⅱ.①林…②李…　Ⅲ.①老年人 - 急救 - 护理 - 手册　Ⅳ.①R472.2 - 62

中国版本图书馆 CIP 数据核字（2018）第 019362 号

美术编辑　陈君杞
版式设计　张　璐

出版　中国医药科技出版社
地址　北京市海淀区文慧园北路甲 22 号
邮编　100082
电话　发行：010 - 62227427　邮购：010 - 62236938
网址　www. cmstp. com
规格　710×1000mm ¹⁄₁₆
印张　9
字数　126 千字
版次　2018 年 2 月第 1 版
印次　2023 年 5 月第 3 次印刷
印刷　北京市密东印刷有限公司
经销　全国各地新华书店
书号　ISBN 978 - 7 - 5067 - 9965 - 2
定价　29.00 元

前　言 PREFACE

　　健康长寿是人们美好的愿望，老年人健康护理尤其有着十分重要的意义。随着人们的平均寿命已日渐增长，人口老龄化已成为当今世界发展的必然趋势。据调查资料显示，2020 年，我国 60 岁以上老年人口将占总人口的 18%。老年问题已经成为社会问题。老年人口的增加是社会进步与发展的表现，但是随着老年人口的增加，如何加强卫生保健，以使他们健康长寿，已是当前医疗保健、社会科学各方面的重要课题。

　　由于人口老龄化的发展，老年人的健康问题已日益成为社会所关注的问题。衰老是不可抗拒的自然法则，衰老是人生命活动中一个渐进的过程，有的变化甚至从幼儿期就开始了。进入老年之后，代谢机能的降低是其生理特点之一，尽管这个进程快慢会因人而异。人们许多疾病的发生是随着年龄的增大而增加，人老病多，特别是慢性疾病的发病增加。

　　老年人随着年龄增加，各个脏器的组织和功能均已出现不同程度的退行性变化，且患有某些慢性疾病，不仅心肺功能降低，而且运动器官也逐渐衰退。本书根据老年人在日常生活中存在的事故隐患和有关医疗卫生保键问题，重点介绍了老年人创伤急救、急症与急病处理、老年人安全的护理等相关知识，有较强的针对性、实用性及可操作性。

　　由于编者水平有限，书中不足之处恳请读者和同行指正。

编　者

2017 年 8 月

目 录 CONTENTS

第一章 急救总论

第一节 急救概述

一、心肺复苏

1. 心跳、呼吸骤停的原因

（1）心脑血管疾病：如冠心病、急性心肌梗死、急性心肌炎、脑出血、脑血栓等。

（2）意外事故：如严重创伤、溺水、塌方、触电、雷击、窒息等。

（3）药物中毒：如洋地黄、奎尼丁、有机磷农药中毒等。

（4）电解质的紊乱：如高血钾、低血钾等。

（5）麻醉，手术中的意外：如麻醉的方法不当、麻药过量等。

2. 心跳、呼吸骤停的表现

（1）神志消失：怀疑有心跳呼吸停止时，可轻轻摇动老年人肩部并提出简单的问题，如无反应，即可认为老年人的神志已经消失。

（2）大动脉搏动消失。

（3）呼吸停止：保持呼吸道通畅的同时，护理者以自己面部靠近老年人的口鼻，听或感觉有无气流通过；同时看其胸廓是否有起伏，以判断呼吸是否停止。若胸廓无起伏，也无气流则确定老年人呼吸停止。

3. 心肺复苏的概念 使心跳、呼吸骤停的老年人迅速恢复循环、呼吸和脑功能所采取的抢救方法，称为心肺复苏。在现场急救中，主要是就地进行人工呼吸和心脏按压，支持人体的基础生命活动。

4. 心肺复苏成功的标志

（1）大动脉搏动恢复。

（2）收缩压在8kPa（60mmHg）以上。

（3）瞳孔缩小，紫绀减退。

（4）自主呼吸恢复。

5. 心肺复苏的步骤

（1）胸外心脏按压。胸外心脏按压是在老年人胸骨下段按压胸壁以建立人工循环的方法，是现场抢救时最实用有效的心脏复苏方法。

（2）开放气道。

（3）人工呼吸。

二、外伤处理

（一）常见的外伤

1. 出血

2. 烧伤及烫伤

3. 骨折

（1）概念：骨的连续性和完整性中断称为骨折。

（2）主要表现：局部疼痛和功能障碍，局部肿胀，有压痛，受伤肢体畸形，出现假关节活动和两断端活动摩擦时出现摩擦音。骨折后在短期内或在愈合中都可能发生全身和局部并发症。

（3）老年人常见骨折的原因：骨折是老年人易患疾病之一，由于年纪大往往走路不稳，很容易跌倒，摔伤骨骼。主要是内分泌、血管等方面生理和病理变化，使得肌肉萎缩，肌力减退，骨骼营养不良，关节活动不灵活；骨质脱钙而使骨骼变得多孔疏松。股骨颈骨折是老年人的常见骨折。通常情况下，老年人因行动不便摔倒在地时，大多是臀部的一侧先着地，造成股骨颈碎裂或折断，不能直立、行走。但是，这种骨折很容易被误认为是"髋关节脱臼"，如果就医不当，延误了治疗时机，有时会使骨折老年人留下残疾，终身卧床不起。所以，如果老年人不慎跌倒，不能站起来时，不要轻易认为是扭伤或脱臼，更不可随意施用手法矫正和推拉，应送医院诊断后再决定如何处置。前臂桡骨远端骨折常因老年人不慎摔倒时以手掌撑地而发生。股骨上端骨折及脊柱压缩性骨折也是常因摔倒发生的。

（二）外伤的处理原则

本着抢救生命第一、恢复功能第二的原则。首先救治心跳、呼吸骤停、窒息、大出血、休克等伤员。具体措施如下。

1. 心肺复苏 严重外伤发生心跳、呼吸骤停时，应立即做心肺复苏。

2. 保持呼吸道通畅 是抢救或预防窒息的重要措施。应及时清除口咽部的分泌物、积血或异物。

3. 控制出血

4. 包扎伤口 可以减少出血和细菌污染的机会。如有内脏脱出，可用盆、碗等器皿覆盖，妥善包扎。

5. 骨折固定 为了在现场抢救生命，减少伤者痛苦，防止进一步损伤和污染并安全迅速地转运伤者，以便妥善治疗。

6. 转送 经急救伤情稳定后，应由专人护送到医院进一步治疗，运送中应尽量保持平稳，注意止痛、保暖、补充体液，防止休克。

第二节 急救操作技能

一、心肺复苏术

1. 准备工作 伤病者仰卧在硬的平面上，抢救者双腿跪于（或立于）伤病者一侧

2. 操作程序

（1）胸外心脏按压

①定位：抢救者右手中指与示指并拢→指尖沿右侧肋弓下缘上移至胸骨下切迹（在两侧肋弓交点处寻找）→中指定位于胸骨下切迹（不含剑突）处→示指紧靠中指→左手掌根紧靠右手示指放于老年人胸骨上（胸骨体中1／3与下1／3交界处）→手掌根部的长轴应与胸骨的长轴平行（不要偏向一侧）→右手移开～右手掌根重叠放于左手背上。

②按压：抢救者右手掌根重叠放左手背上→双手手指交叉翘起（使手指离开胸壁）→双肘关节伸直→肩、手臂垂直于老年人胸部并用力向下压 4～5cm →放松（老年人胸骨复位）→放松时掌根不可离开按压部位→反复进行→按压频率 80～100 次/分 。

（2）开放气道　可采取下列两种方法。

①仰头举颌法：抢救者右手掌根放在老年人前额处→用力下压使头部后仰→左手示指与中指并拢→放在老年人下颌骨处→向上抬起下颌（手指不要压迫老年人颈前颌下软组织，以免压迫气道，可疑颈椎骨折不用此法）。

②仰头抬颈法：抢救者一手放在老年人前额→向后下压→使头部后仰→另一手托住老年人后颈部向上抬颈（抬颈时动作轻柔，用力过猛可能损伤颈椎）（可疑颈椎骨折者不用此法）→老年人口、鼻有异物时应用手指清除。

（3）人工呼吸（口对口人工呼吸）：一手将老年人鼻孔捏住→一手托下颌并将老年人口唇张开→深吸气后紧贴老年人口部→用力吹气→看到老年人胸廓抬起方为有效→随后开放鼻孔→可听到老年人呼气声→并见胸廓回缩→开始时先迅速吹气 3～4 次→然后每分钟均匀地重复吹气 10～12 次。

3. 注意事项

（1）人工呼吸和胸外心脏按压必须同时进行，可由 1 人单独完成，也可 2 人同时操作完成；按压与吹气的比例为 30∶2 。

（2）保证每次按压位置正确，一人操作时按压与吹气交换时需重新定位心脏按压点。

（3）心脏按压时力量不可过大，防止胸骨和肋骨骨折。

（4）心肺复苏过程中注意观察复苏效果。

二、外伤处理方法

1. 止血方法

（1）压迫止血法

（2）指压止血法

（3）止血带止血法：大血管损伤、四肢伤口出血量多时使用。

1）准备工作：①橡胶止血带也可用布料替代（如三角巾、毛巾、手绢等）；②明确绑扎止血带的部位，上肢在上臂的上部，下肢在大腿的中部。绑扎时先垫好衬垫（毛巾、手绢等）。

2）操作程序：查看老年人四肢出血情况→明确绑扎止血带的部位→垫好衬垫→绑扎→记录绑扎开始时间。

3）注意事项：①绑扎松紧以不出血为准，但不能影响静脉回流；②务必记录止血带绑扎时间，定时放松，每隔30min放松1~2min，以防组织缺氧和坏死。放松止血带期间要用手指压迫大血管以减少出血。

（4）屈肘加垫止血法：肘关节或膝关节以下大出血，无骨关节损伤者。

1）准备工作：纱布垫（可用毛巾、衣物替代）折成条带的三角巾或绷带。

2）操作程序：查看老年人出血情况→将纱布垫放在肘窝或腘窝→屈曲肢体关节→用绷带或三角巾等缚紧。

3）注意事项：①用于四肢的出血；②伴有骨折或怀疑骨关节骨折的伤员禁用。

2. 包扎　包扎的目的是保护伤口，减少污染，压迫止血，固定敷料、药品和骨折位置，扶托伤肢和减轻疼痛。

（1）绷带包扎法

1）准备工作：伤口消毒物品、敷料。

2）操作程序：伤口止血→消毒→覆盖敷料→固定。

3）具体方法

①环形法：用于包扎的开始和终了。

②蛇形法：临时简单固定敷料或夹板。

③螺旋形法：用于包扎上臂、大腿、躯干、手指。

④螺旋反折形法：用于包扎径围不一致的小腿和前臂。

⑤回反形法：用于包扎头顶和残肢端。

⑥8字形法：用于包扎肘、膝、腹股沟、肩、足跟等关节处。

4）注意事项：①伤员取舒适坐位或卧位，保持功能位；②骨隆突处或凹陷处，垫好衬垫后再行包扎；③选择宽度合适的绷带卷，潮湿或污染的不用；④包扎四肢时自远心端开始，指（趾）外露；⑤包扎时用力均匀，松紧适度，动作轻快；⑥每包扎一周应压住前周的 1/3→1/2，开始与终了时用环形法环绕两周，以便固定。

（2）三角巾包扎法：用于身体各个部位的包扎。包扎前可根据需要将三角巾折叠成条形、燕尾形。

1）操作程序：无菌敷料覆盖布口（如现场没有无菌敷料，就地采用清洁的布类）→绷带包扎伤口（根据不同部位，采用环形、螺旋形等方法）→将伤肢用夹板固定（限制伤肢活动）→送往医院。

2）注意事项：①不可试图复位。若有明显畸形，在搬动及固定肢体时，可按骨干的纵轴方向先牵引患肢，使之伸直后再作固定及搬运；②最好用特制的夹板固定，紧急时应就地取材，木板、树枝、木棍等都可以代替使用。

3. 伤员的搬运

（1）一人搬运法：用于清醒、没有骨折的伤员，可酌情采用扶行法、背负法、抱持法。

（2）二人搬运法：对于清醒、没有骨折的伤员，可采用轿杠法。对于不清醒的伤员采用双人拉车式。

（3）三人搬运法：适用于脊柱骨折的伤员。

1）操作程序：两名救护者分别站在伤员同侧的肩腰、臀膝部→第三名救护者站在伤员另一侧的臀部→两臂伸向伤员的臀下→握住两名救护者的手腕→三名救护者同时单膝跪地→分别抱住伤员的肩、背、膝部、颈后→同时站立抬起伤员→将伤员平托放置在硬板上。

2）注意事项：①对怀疑骨折或发生骨折的伤员在搬运中要保持脊柱的中立位，切忌用背负法、抱持法运送，以免骨折移位损伤脊髓；②怀疑有颈椎骨折或脱位者，搬运时需另外一人牵引头部，使颈椎维持中立位并平置伤员于硬板上，可使用颈托或在头颈的两侧填塞沙袋或布团，以限制头颈的活动。

第二章 老年危重病观察与护理

第一节 危重病观察与护理

一、危重老年人的观察

凡属病情严重、随时可能发生生命危险的老年人，均称为危重老年人。观察病情是护理危重老年人的先决条件，如老年人生命体征的改变，瞳孔、意识的变化，排泄物异常，精神状态的紊乱等，都能帮助养老护理员识别危重老年人。

1. 观察生命体征

（1）体温的变化：体温低于 35℃ 以下，多见于休克及极度衰竭的老年人，体温持续低于正常体温常是病情危险的征兆。体温突然升高，多见于急性感染，过高的发热（40℃ 以上）及持续高热，均是病情严重的表现。

（2）脉搏的变化：测量脉搏的过程中，要注意脉搏的快慢、强弱、节律是否正常，如发现脉搏每分钟少于 60 次或多于 100 次，间歇脉、脉搏短促出现时，均说明病情有变化。

（3）呼吸的变化：主要观察呼吸的频率、深浅、节律、声音，各种原因引起的肺内气体交换障碍，均可发生呼吸改变。当呼吸严重抑制时，可出现点头样或潮式呼吸。如呼吸频率每分钟多于 40 次或少于 8 次，都是病情严重的表现。

（4）血压的变化：对高血压和休克老年人观察血压具有特殊意义。若舒张压持续高于 21.3kPa（160mmHg）以上，或收缩压持续低于 12kPa（90mmHg）以下，或时高时低，都是不正常的现象。

2. 观察瞳孔变化 瞳孔变化是许多疾病，特别是颅内疾病、药物中毒等病情变化的一个重要特征。

（1）瞳孔对光反射：拇指和示指分开上、下眼睑，露出眼球，用电筒光直接照射瞳孔，观察瞳孔对光线的反应是灵敏、迟钝或是消失。正常人对光反射灵敏，当光线照射瞳孔时，瞳孔立即缩小，移去光线或闭合眼睑后又可增大。危重或昏迷老年人，根据程度的不同，对光反射表现为存在、迟钝或消失。

（2）瞳孔大小：正常瞳孔在自然光线下，其直径为 2.5～4mm，两侧等大，呈圆形。瞳孔直径小于 2mm 为缩小，大于 5mm 为扩大。双侧瞳孔扩大，见于颅内压增高；两侧瞳孔缩小，常见于有机磷农药、吗啡等药物中毒；危重老年人的瞳孔突然扩大，常是病情急剧变化的标志。

3. 一般情况观察

（1）营养状况：营养状况以皮肤、毛发、皮下脂肪和肌肉发育的程度来判断。

（2）表情和面容：疾病的轻重缓急以及疾病的性质，都可以影响老年人的表情和面容。急性传染病或热性病（即有发热的疾病）的早期，如患流感、肺炎球菌肺炎，常出现两颊潮红、口唇干燥、呼吸粗大、皮肤发热等征象，这被称为急性病容。相反，患有慢性消耗性疾病的老年人，如肺结核、长期发热、癌症等，由于久病体虚、消耗多、营养情况差等原因，老年人表现为消瘦无力，面色苍白；或有色素沉着，说话费力，精神萎靡，双目无神，这种面容称为慢性病容。

（3）姿势和体位：老年人的动静姿势、体位和疾病有密切关系。不同疾病可使老年人采取不同的体位，休息时老年人大多安静平卧、活动自如，称为自动体位。神志不清、意识丧失或极度衰弱者，因不能随意移动其躯干和四肢，需要由旁人搬动，称为被动体位。由于疾病的影响，老年人被迫采取某种姿势以减轻痛苦，称为强迫体位。例如患有胸膜炎或胸腔积液的老年人，喜欢睡在病侧，使这一侧的呼吸运动减少，减轻疼痛，又不使积液压迫肺脏，增强健侧肺的呼吸活动，达到代偿的目的；患有严重心力衰竭的老年人或在支气管哮喘发作时，采取坐位，两手支撑在床边或椅背上，用辅助肌帮助呼吸，这种体位称为端坐呼吸。

（4）皮肤、黏膜：某些疾病的症状可通过皮肤、黏膜的变化表现出来，养老护理员要注意观察老年人皮肤的弹性、颜色、温度、湿度及有无皮疹、出血、水肿等情况。如巩膜和皮肤黄染，是黄疸的表现，大多是肝胆疾病的症状；口唇及四肢末梢发绀是缺氧的表现。

4. 意识的观察　意识清醒的老年人，语言清楚有力，思维合理，表达明确，对时间、地点、人物判断记忆清楚。意识障碍依据程度不同可分类如下。

（1）意识模糊：是最轻的意识障碍。对周围环境漠不关心，答话简短迟钝，表情淡漠，对时间地点、人物的定向力完全或部分发生障碍。

（2）谵妄：是意识模糊伴知觉障碍和注意力丧失，表现为语无伦次、幻想、幻听、躁动不安、对刺激反应增强，但多为不正确。

（3）嗜睡：老年人整日处于睡眠状态，但可以唤醒，随又入睡，可回答问题，但不一定正确。

（4）昏迷：属于高度的意识障碍。昏迷的老年人对周围事物及声光刺激均无反应（如呼喊或言语刺激），但对强烈的刺激（如压迫眶上神经）可出现痛苦表情；各种反射均存在，如瞳孔对光反射、角膜反射、咳嗽反射、吞咽反射等。

二、危重老年人的护理

危重老年人病情严重、复杂、变化快，随时有生命危险，因此必须对危重老年人进行全面观察，及时分析疾病的变化，设专人护理，并将观察的结果和治疗经过详细记录。特别是昏迷老年人身体极度虚弱，抵抗力差，养老护理员要加强对昏迷老年人各方面的护理。

1. 加强临床护理

（1）眼的保护：由于眼睑不能自行闭合的老年人眨眼少，角膜可因干燥而发生溃疡、伴发结膜炎，应为老年人涂红霉素眼膏或盖凡士林纱布以保护角膜。

（2）口腔护理：保持口腔清洁，并可促进老年人的食欲。

（3）预防并发症：昏迷和长期卧床老年人，易患坠积性肺炎和压疮。养老护理员对清醒者鼓励其定时做深呼吸或轻拍背部以助分泌物咳出；要经常变换老年人体位，加强受压部位的护理。老年人由于活动少，容易发生肌腱、韧带退化、肌肉萎缩，关节日久不动也会强直而失去正常功能，因此要保持老年人肢体的功能位置。病情许可时，每日 2～3 次为老年人作肢体被动运动，如伸屈、内展、外旋等活动，并作按摩以促进血液循环，增加肌肉张力，帮助恢复功能，也可预防静脉血栓的形成。

2. 保持呼吸道通畅　昏迷的老年人常因呼吸道分泌物、唾液等积聚喉头，而引起呼吸困难甚至窒息。应使老年人头偏向一侧，及时清除呼吸道分泌物，保持呼吸道通畅。

3. 补充营养和水分　危重老年人分解代谢增强，需要补充营养和水分。对水分损失较多的老年人，如有大量引流液或额外体液丧失情况，应及时补充水分。

4. 注意大小便的情况　如发生尿潴留，可采取帮助老年人排尿的各种护理方法，以减轻痛苦；对留置导尿管者，要注意引流通畅，防止泌尿道感染。

5. 注意安全　要注意意识丧失、谵妄、躁动的老年人的安全，应用保护工具，防止摔伤；牙关紧闭抽搐的老年人，要用压舌板裹上数层纱布放于上下臼齿之间，以防由于咀嚼肌痉挛而咬伤舌头；护理人员动作要轻，避免由于外界刺激而引起抽搐。

6. 密切观察生命体征的变化　如果老年人出现呼吸、心脏骤停，护理员要立即通知医生，并立即采取人工呼吸或胸外心脏按压等措施。

第二节　院前急救一般护理常规

院前急救是指急、危、重症患者进入医院前的医疗救护。包括患者发生伤病现场对医疗救护的呼救、现场救护、途中监护和运送等环节。及时有效的院前急救，对进一步诊治创造条件，提高抢救成功率，减少致死率，具有极其重要的意义。

1. 急救车内的急救物品、药品齐全，性能良好、处于备用状态。

2. 接听急救电话时，详细询问病情、地点及方位、联系方式等，并记录来电时间。

3. 以最快的速度迅速到达现场，市区要求 15 分钟以内，条件好的区域要在 10 分钟以内，郊区要求 30 分钟以内。

4. 抵达现场后，对病情做出初步判断，病情危重时，配合医生对患者实施救护措施，包括胸外心脏按压、人工呼吸、气管插管、心脏电除颤、心电监护、止血、骨折固定等。

5. 根据病情协助患者取合适体位。

6. 建立静脉通道，遵医嘱应用急救药物。

7. 关怀安慰患者，保持镇静，向家属介绍病情，以取得合作与理解。

8. 如患者病情允许，应尽快、安全地将患者转运到医院急诊科，做进一步诊断和治疗。

第三节　急诊抢救一般护理常规

1. 迅速接诊危重患者并立即安置在抢救室，协助患者取合适体位，根据病情采取相应急救措施，如心电监护、吸氧、建立静脉通道等，同时通知值班医生。

2. 准确迅速执行医嘱，抢救时口头医嘱须复述 2 次再执行，并保留安瓿以便核对，做好病情和用药记录。

3. 抢救室护士应在床边观察病情并做好病情记录，有变化及时通知医生。

4. 病情稳定后，指导导诊员护送患者至病房，必要时医生、护士陪同护送，根据病情携带氧气枕、呼吸囊、监护仪等抢救仪器。

5. 做好终末处理，还原抢救车内药品、物品，使之处于备用状态。

6. 做好各种登记，如 120 交接登记、会诊登记、抢救登记。

一、气管插管护理常规

【概念】

气管插管是指将气管导管通过口腔或鼻腔插入患者气管内，是一种气管内麻醉和抢救患者的技术，也是保持上呼吸道通畅的最可靠手段。

【护理评估】

1. 评估患者目前病情、生命体征、意识与精神状态，特别注意听诊双肺的呼吸音、有无痰鸣音。评估患者对自身疾病及气管插管的认识；有无紧张、焦虑、恐惧等。

2. 查看患者是否有活动义齿，如有插管前应取下。

3. 评估导管的型号大小是否合适，急救车、负压吸引装置是否完备，镇静剂、肌松剂、局部麻醉剂等抢救用物是否齐全。

4. 评估环境是否宽敞、清洁、明亮。

【护理措施】

1. 准确记录插管时间和插管距门齿的刻度。

2. 选择大小合适的牙垫，妥善固定导管，防止导管随呼吸运动上下滑动、移位、扭曲、咬闭、折叠，甚至吐管或自行拔管。

3. 病情允许时头稍后仰，左右变换头位，避免颈部强直或咽喉部损伤。

4. 保持牙垫、导管、固定的胶布清洁、干燥，及时清除口腔分泌物，做口腔护理（4 次／日）。若口腔分泌物过多浸湿固定的胶布，应充分清洁口腔、牙垫、导管和面部后更换胶布重新固定。

5. 随时检查气囊压力，应不超过 25cmH$_2$O。

6. 适时吸痰，吸痰前后手消毒或洗手，根据需要选用密闭式吸痰或开放式吸痰。（吸痰管的选用：吸痰管的管径不能超过气管导管的 1/2）。

7. 吸引口腔和气道的吸痰管必须分开，一根吸痰管只能用一次。

8. 拔管后观察患者有无呼吸困难、咳痰困难、声嘶、咽喉痛等。

【健康指导】

1. 向患者说明翻身、拍背和吸痰的重要性，是为了减少感染的发生和防止痰液结痂堵管。

2. 告诉患者插管后有任何不适时，及时向医护人员反映，切勿吐管或自行拔管，否则危及生命。

3. 向患者说明插管后不能由口进食，营养将由静脉输液或鼻饲管保证。

4. 向患者解释插管后不能语言交流，指导应用手势、书写等表达自己的不适和需要。

二、气管切开护理常规

【概念】

气管切开是指采用外科手段切开颈段气管，放入金属或者一次性气管套管。气管切开术以解除喉源性呼吸困难、呼吸机能失常或下呼吸道分泌物潴留所致呼吸困难的一种常见手术。目前，气管切开有 4 种方法：气管切开术；经皮气管切开术；环甲膜切开术；微创气管切开术。

【护理评估】

1. 评估患者目前病情、生命体征、意识与精神状态，特别注意听诊双肺的呼吸音、有无痰鸣音。对自身疾病及气管切开的认识；有无紧张、焦虑、恐惧等。

2. 评估气管切开用物是否齐全，包括气管切开包、型号大小合适的导管、急救车、负压吸引装置、镇静剂、肌松剂、局部麻醉剂等抢救药物。

3. 评估环境是否宽敞、清洁、明亮。

【护理措施】

1. 妥善固定导管，保持导管位置中立位，不前倾，不后仰。

2. 系带松紧度以能伸进一指为宜。

3. 无论金属导管还是一次性导管均要保持导管及切口敷料干燥，切口处每日护理 2 次以上，敷料浸湿及时更换，观察切口分泌物量、性状、气味等，做好记录。

4. 随时检查套囊压力 20～25cmH$_2$O。

5. 气管切开使用呼吸机的患者，湿化罐内的湿化液温度应该调至 34～35℃。

6. 气管切开未使用呼吸机患者，应该在切口处接人工鼻保持温化和湿化（只限于一次性导管），以免痰液黏稠形成痰痂。

7. 气管切开导管为金属导管时，应该每日取下金属内导管进行清洗并煮沸消毒 3~4 次，以免痰痂形成。

8. 金属导管因不能连接人工鼻，因此在导管的开口处应常规覆盖生理盐水湿纱布，既能防止异物进入气道也能使吸入的气体得到湿化。

9. 当患者神志清楚、咳嗽反射强烈、吞咽功能好时，可考虑拔管。

10. 拔管前先和患者沟通取得合作，协助患者取半坐卧位，试堵管半小时以上，如患者能耐受可直接拔管。

11. 拔管后 2 小时内暂禁食，观察患者有无呼吸困难，有无气管食管瘘和气管切开瘘形成。2 小时后患者无异常可给予流食，12 小时以后逐步过渡到软食、普食。

【健康指导】

1. 向家属说明，气管切开后因咳嗽、吞咽动作和进行机械通气时，套管前端极易擦伤气管前壁黏膜而致气管渗血，甚至可磨破气管前壁及其附属的无名动脉，引起大出血和危及患者生命。

2. 对意识不清且躁动患者，向其家属说明，医护人员会采取适当的保护性约束，以防患者自行将套管拔出的危险。

3. 向患者交代拔管前后的注意事项。

三、吸痰护理常规

【概念】

吸痰是指利用机械负压吸引清除呼吸道分泌物，保持呼吸道通畅，保证有效通气的一种技术。常用于危重患者的抢救。

【护理评估】

1. 评估患者生命体征、意识状态，尤其是呼吸时有无鼾声、双肺的呼吸音、有无痰鸣音；有无紧张、焦虑、恐惧；对吸痰的认知程度。

2. 评估环境是否清洁安静。

3. 评估用物是否齐全，负压吸引装置性能是否良好。

【操作步骤】

1. 将用物带至患者床旁，查对患者床号、姓名，向患者解释吸痰的目的。

2. 调节负压成人 40～53kPa。

3. 戴无菌手套，连接吸痰管。

4. 吸痰

（1）打开吸引器开关，用吸痰管试吸生理盐水。

（2）在无负压情况下将吸痰管通过气管插管或套管送到气管预定的部位，稍退 0.5～1cm；在适当负压下，以游离吸痰管的尖端，从深部左右轻轻旋转，边吸边向上提拉。

（3）吸痰过程中密切观察患者的生命体征、面色及 SpO_2 的变化。

（4）吸净痰液后，关负压开关。

5. 取下吸痰管，放入医用垃圾桶内进行处理，用生理盐水将管道内分泌物吸干净，用纱布擦净口鼻腔分泌物。

6. 听诊双肺呼吸音，若病情好转，停止吸痰。

7. 整理床单及用物。脱手套，洗手，取下口罩，交代注意事项。

【健康指导】

1. 讲解吸痰的目的和意义，及时吸出呼吸道的分泌物，改善通气功能，缓解患者呼吸困难，预防肺部感染。

2. 向患者解释吸痰时的不适反应，以取得合作。

3. 指导长期卧床患者翻身、拍背，防止痰液积聚。

四、各种引流管护理常规

【概念】

引流管可将人体积血、积气、脓血及胃内容物等引出体外，对引流物量、颜色及性状的观察，可帮助判定患者的病情情况。因此，对留置引流管的患者，应做好以下护理。

【护理评估】

1. 评估引流管是否通畅，观察患者伤口情况和引流液颜色、性状、量有无异常。

2. 了解患者对引流的目的及护理措施掌握的情况。

【护理措施】

1. 严密观察生命体征变化，准确记录 24 小时出入量，及时发现出血、感染、管道阻塞、水电解质紊乱等征兆。

2. 观察引流管是否通畅，记录引流液量、性状、色泽变化，发现异常及时与医师联系。

3. 观察引流管处伤口有无红、肿、痛及有无渗血渗液，及时发现出血、感染表现。

4. 妥善固定：根据引流管的不同类型妥善固定引流管及引流袋，位置不可过低或过高，避免引流管移位、脱出，防止逆行感染。例如胸腔引流管的位置不能高于患者插管口的平面；脑室引流管常抬高引流管的位置等。

5. 有多根引流管要分别做好标记，总结引流量时要分开总结并录入体温单。

6. 患者翻身时要注意避免牵拉导致引流管脱出。

7. 引流袋内引流液较多时应及时倾倒，以防引流袋过重掉落导致引流管脱出。对意识不清醒的患者必要时采取约束措施，防止意外拔管。

8. 保持引流管通畅：根据需要定时挤压，避免引流管折叠、扭曲、受压，保持引流管通畅，如果引流不畅，需查明原因并给予相应处理。

9. 更换引流袋或负压吸引器时，或者行引流管冲洗时，均应遵守无菌操作原则。

10. 根据引流类型取合适体位。如胸腔引流患者取半坐卧位，利于呼吸和引流。

11. 渗液多应及时更换敷料，换药时严格采取无菌操作，防止感染。患者移动时，应安放好引流袋或先夹闭引流管，防止逆行感染。

12. 有些患者因伤口疼痛或引流管刺激影响呼吸及咳嗽排痰，易发生坠积性肺炎等呼吸道感染，遇此情况应协助患者翻身、拍背及排痰，预防并发症的发生。

【健康指导】

1. 指导患者携带引流管的注意事项，避免引流管受压、牵拉、滑脱和引流不畅。

2. 若发现引流管异常或身体不适，及时告知医护人员。

五、肠内营养护理常规

【概念】

肠内营养是经胃肠道提供代谢需要的营养物质及其他各种营养素的营养支持方式。其决定于时间长短、精神状态与胃肠道功能。肠内营养的途径有口服和经导管输入两种，其中经导管输入包括鼻胃管，鼻十二指肠管，鼻空肠管和胃空肠造瘘管。

【护理评估】

1. 评估患者的病情，包括既往史、手术创伤史、有无严重感染和消耗性疾病等。

2. 了解患者饮食习惯，近期饮食摄入情况。

3. 评估患者胃肠道功能，有无消化道梗阻、出血、严重腹泻或不经胃肠道摄食的疾患。

4. 了解患者及家属对营养支持的态度和看法，了解患者对营养支持的经济承受能力。

【护理措施】

1. 严格遵照医嘱配制流质，保证流质新鲜。

2. 鼻饲前先检查胃管是否在胃内，检查有无胃潴留，若胃潴留大于100ml，应立即报告医生考虑减量或给予胃动力药。若潴留物为咖啡色或血性，应遵医嘱停用鼻饲，查明原因，及时处理。

3. 鼻饲前抬高床头 30°~45°；有人工气道者鼻饲前先检查卡氟气囊压力。

4. 空针推注鼻饲每次不超过200ml，间隔时间不少于 4 小时，滴入和泵入每小时 50ml，最大速度不超过 125ml/h。

5. 首次鼻饲采用半浓度、小剂量，无不适应后改为正常剂量浓度；鼻饲后用温开水 50ml 冲洗胃管，保证管道内无沉淀和食物残渣。

6. 患者在鼻饲期间如果发生腹胀、腹泻，应及时通知医师，查明原因，给予处理，必要时暂停鼻饲。

7. 鼻胃管每 3～4 周更换一次，同时更换插管鼻腔。

【健康指导】

1. 交代患者在输注过程中出现任何不适，及时报告医护人员。

2. 对于居家给予肠内营养的患者，指导家属进行肠内营养护理。

六、无创机械通气护理常规

【概念】

无创机械通气是指患者通过鼻面罩、口鼻面罩或者全面罩等无创方式将患者与呼吸机相连进行正压辅助通气。

【护理评估】

1. 评估患者的全身情况，包括目前病情、生命体征、意识与精神状态、缺氧的表现程度与原因；评估局部情况，包括口唇、鼻尖、耳廓、甲床等皮肤黏膜的颜色、发绀程度；评估呼吸时有无张口、抬肩、鼻翼扇动、"三凹征"；评估呼吸的频率、节律和深浅度的变化。

2. 评估呼吸机性能是否完好，鼻面罩大小是否合适，供氧及负压装置是否完好。

3. 评估病房环境是否清洁，有无烟火、易燃品等。

【护理措施】

1. 向家属及患者说明使用呼吸机的目的，讲解无创呼吸机械通气的原理，以取得合作。

2. 协助患者取合适卧位，保持头、颈、肩在同一平面。

3. 选择合适的鼻面罩型号。固定头套时，位置应放正，保持两侧的压力对称、松紧度适当，以患者舒适和不漏气为宜。

4. 根据病情调节呼吸机的参数和模式，锁定操作按钮，并做好记录。

5. 设置好各种报警参数，发现问题及时查找原因并处理。

6. 评估呼吸机的运转情况，压力调节是否符合要求，观察面罩与面部接触

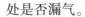

处是否漏气。

7. 观察患者胸廓的起伏幅度,听诊双肺呼吸音是否对称、清晰、有无干湿啰音等。

8. 观察呼吸机监测的各项指标及患者的缺氧改善情况,定时采血作血气分析,以调整呼吸机参数。

9. 掌握患者脱机指征。

(1) 呼吸机支持压力 <10cmH$_2$O。

(2) 询问患者的感觉,无气促、憋气和呼吸困难,口唇无发绀。

(3) 心率、心律、血压及呼吸频率、经皮动脉血氧饱和度正常而平衡。

10. 注意观察患者脱机后病情变化,一旦发生气促、呼吸困难、口唇发绀等,立即通知医师并及时处理。

11. 呼吸机的管理。

(1) 螺纹管和鼻面罩一人一用一消毒。长期使用者,螺纹管应每周更换。

(2) 湿化器内液体每天更换一次。

(3) 终末消毒:拆卸呼吸机管道、湿化装置、呼吸机接口、出入气阀门和连接部,按规范的灭菌程序处理。

【健康指导】

1. 向患者及家属说明呼吸机工作时会有规则的送气声和为安全设置的报警声,不必惊慌,医护人员会守护在患者床旁及时处理。

2. 应用面罩呼吸机辅助呼吸时,会影响语言的交流,对有交流能力的患者,指导使用非语言方式表达需要。

3. 如果患者感觉鼻面罩过紧或过松时,应向护士反映,避免因鼻面罩过紧造成面部不适或皮肤损伤,过松影响疗效。

七、有创机械通气护理常规

【概念】

有创机械通气是指应用有创的方法通过呼吸机进行人工呼吸的方法。临床应

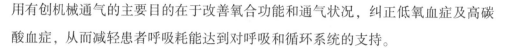

用有创机械通气的主要目的在于改善氧合功能和通气状况，纠正低氧血症及高碳酸血症，从而减轻患者呼吸耗能达到对呼吸和循环系统的支持。

【护理评估】

1. 评估患者目前病情、生命体征、意识与精神状态、缺氧的表现及程度，包括口唇、鼻尖、耳廓、甲床等皮肤黏膜的颜色、发绀程度；评估呼吸时有无张口、抬肩、鼻翼扇动、"三凹征"，呼吸的频率、节律和深浅度变化。

2. 评估呼吸机性能，使用前用模拟肺检测呼吸机的性能是否良好，评估供氧、负压装置、抢救车、抢救药品是否齐全。

3. 评估病房环境是否清洁，有无烟火、易燃品等。

【护理措施】

1. 呼吸机随时处于备用状态。

2. 使用呼吸机前先连接好电源、氧源和气源，打开开关，用模拟肺调试呼吸机，确认呼吸机工作状态正常后连接气道。

3. 向清醒患者解释使用呼吸机的目的，取得其合作，消除恐惧心理。

4. 保持气道通畅，及时吸痰，严格执行无菌操作。

5. 及时添加湿化器内蒸馏水，保持吸入气体温度在 $32 \sim 36℃$。

6. 集水杯要处于整个呼吸回路的最低位，随时倾倒冷凝水，避免冷凝水流入机器内或患者气道内。

7. 注意患者体位的舒适度，避免人工气道与患者气道成角。

8. 观察气囊有无漏气，记录气管插管距门齿刻度。

9. 观察患者呼吸情况是否改善，动态监测血氧饱和度和血气分析。观察患者双肺呼吸音和胸廓起伏幅度，以了解患者有无肺不张、通气不足或通气过度。

10. 观察呼吸机是否与患者呼吸同步，分析不同步的原因，以采取相应的措施。

11. 观察呼吸机工作是否正常，及时去除呼吸机高、低压报警的原因。

12. 与患者建立非语言交流渠道，减少患者心理压力，取得患者的配合。

13. 病情平稳，鼓励患者增强信心，用力深呼吸，配合撤机。

第四节 重症监护一般护理常规

1. 心理护理 帮助患者解除各种顾虑，提高与疾病做斗争的决心和信心。同时做好家属的心理支持工作，及时向家属交代病情。

2. 病情观察

（1）每15～30分钟观察1次心率、血压、呼吸、体温的变化情况，并做好记录，至病情稳定可改为1～2小时1次。

（2）观察脉搏快慢、强弱、节律变化：注意有无心动过速、过缓、间歇脉、二联律、三联律、脉搏短绌等异常情况。

（3）观察呼吸频率、节律、深浅度及呼吸声音的变化：注意有无呼吸增快、缓慢、潮式呼吸、间断呼吸、双吸气等异常呼吸。双侧胸廓运动是否一致，有无鼻翼扇动、口唇及指端发绀、三凹征等呼吸困难表现。

（4）观察血压的变化：通过直接动脉插管测压或袖带进行监测，观察有无血压过高或过低，脉差有无增大或缩小等异常情况。

（5）测量中心体温与周围体温：若中心体温与末梢温差大于5℃，应通知医生及时处理，体温过低时，首先设法提高室温，保持在24～26℃为宜，还可用电热毯或加盖棉被等方法进行保暖。患者体温持续过高，应给予药物或物理降温。

（6）神志及瞳孔的观察：病情危重者可表现为表情淡漠，反应迟钝，定向力部分或完全障碍，躁动不安，甚至昏迷，瞳孔散大，对光反射迟钝或消失。

3. 基础护理

（1）保持床铺干净、整洁。

（2）患者皮肤及头发清洁。每日皮肤擦洗2次，1～2小时翻身叩背1次，防止牙床及坠积性肺炎的发生。对禁食和高热患者，每日进行口腔护理2～4次，口唇皲裂者涂甘油每日3次。

（3）引流袋、呼吸回路、负压盒、氧气管、吸引管、输液管、泵管每24小时更换1次，尿管、胃管根据使用说明更换。

（4）保持输液管道的通畅，必要时应用中心静脉导管或静脉留置针保留2～3条输液通道，以保证各种治疗的落实。

（5）准确记录24小时出入量。

第三章　老年人急症的护理

第一节　高　　热

一、概述

正常人的体温受大脑皮层和下丘脑的体温调节中枢所调控，并通过神经、体液因素使产热和散热过程呈动态平衡，保持体温在相对恒定的范围内。当机体在致热源作用下或各种原因引起体温调节中枢的功能障碍时，体温升高超过39℃称为高热。

二、高热发生的原因

（一）感染性发热

1. 细菌性　如肺炎、脑膜炎、感染性心内膜炎、急性肾盂肾炎、局灶性化脓性感染、重症结核、伤寒、败血症等。

2. 病毒性　如流行性感冒、流行性脑脊髓膜炎、乙型脑炎、麻疹、流行性出血热、传染性单核细胞增多症等。

3. 其他　如疟疾、阿米巴病、钩端螺旋体病、斑疹伤寒、霉菌病等。

（二）非感染性发热

1. 结缔组织病　如风湿热、类风湿关节炎、系统性红斑狼疮、皮肌炎、结节性动脉周围炎、硬皮病等。

2. 变态反应性疾病　如药物热、血清病、疫苗反应、输血或输液反应等。

3. 大量组织无菌性坏死　如大手术后组织损伤、大面积烧伤、急性溶血、大出血、血管栓塞等。

4. 恶性肿瘤　白血病、恶性网状细胞增生症、霍奇金病、恶性淋巴瘤及其他恶性肿瘤等。

5. 体温调节中枢功能障碍性疾病　脑出血、颅骨骨折、中暑及某些中毒性疾病。

三、高热的过程

1. 体温上升期　表现为疲乏、不适感、肌肉酸痛、皮肤苍白、干燥、无汗、畏寒或寒战等症状。体温上升方式：①骤升型：体温在几小时内达39～40℃或以上，常伴有寒战。小儿多伴有惊厥。见于大叶性肺炎、败血症、疟疾、急性肾盂肾炎、流行性感冒、输液及某些药物反应等；②缓升型：体温逐渐上升在数日内达高峰，多不伴寒战。见于伤寒、结核病、布鲁菌病等所致的发热。

2. 高热持续期　是指体温上升达高峰之后保持一定的时间，临床表现为皮肤潮红而灼热、呼吸加快、心率快、食欲不振、腹胀、烦躁、惊厥或嗜睡、昏睡等。此期持续数小时（疟疾）、数天（大叶性肺炎）或数周（伤寒）。

3. 体温下降期　由于病因的消除，疾病得到控制，体温逐渐恢复正常。此期表现为出汗多，皮肤潮湿。体温下降方式：①骤降型：是指体温于数小时内迅速下降至正常，有时可略低于正常，常伴有大汗淋漓。常见于疟疾、急性肾盂肾炎、大叶性肺炎及输液反应等。②渐降：指体温在数天内逐渐降至正常，如伤寒、风湿热等。

四、护理措施

1. 病情观察

（1）定时测量体温，一般每日测量4次，高热患者每4小时测量1次，待体温恢复正常3天后，改为每日1～2次。

（2）严密观察体温变化，注意热型、程度，同时观察呼吸、脉搏及血压的变化；注意发热的伴随症状及其程度，注意饮水量、饮食摄入量、尿量及治疗效果。

2. 降温处理

（1）建立静脉输液通道，维持水、电解质平衡。

（2）物理降温法：体温超过39℃者，可给予局部冷疗，将冷毛巾或冰袋置于额部、腋下或腹股沟部；体温超过39.5℃者可采用酒精擦浴、温水擦浴或冰水灌肠等全身冷疗法。

（3）药物降温法：口服复方阿司匹林或肌内注射氨基比林或双氯芬酸钠栓剂塞肛等，药物降温过程中应观察降温的效果，并注意患者有无出汗、虚脱、低血压等不良反应。

（4）行降温30分钟后应复查体温，并绘制在体温单上。

3. 休息与体位 高热者应绝对卧床休息，保持舒适卧位；低热者可酌情减少活动，适当休息。注意调节室温与环境，室温应维持在18～20℃，湿度50%～60%。

4. 加强营养与补充液体

（1）高热的患者应给予高热量、高蛋白、高维生素、易消化的流质或半流质饮食。

（2）鼓励多饮水。

（3）对不能进食者，给予静脉输液或鼻饲，以补充水、电解质等营养物质。

5. 一般护理

（1）口腔护理：长期发热的患者，应在晨起、餐后、睡前协助漱口，防治口腔炎和口腔黏膜溃疡的发生。

（2）皮肤护理：应随时擦干汗液，更换汗湿的衣服与被服，防止受凉；应经常用温水擦洗，保持皮肤清洁、干燥。

（3）及时配合医生做好各项检查，例如血培养、痰培养等，标本应及时送检，以尽早明确病因，对症治疗。

6. 心理护理 向患者及其家属做好解释和安慰工作，解除焦虑和恐惧心理。

第二节　昏　迷

一、概述

　　昏迷是由于大脑皮质及皮质下网状结构发生高度抑制而造成的严重的意识障碍，表现为意识持续中断或完全丧失。昏迷时间的长短直接影响抢救、治疗的成效。因此迅速的判断是否存在昏迷，正确的病因分析，及时的治疗是抢救成败的关键。

二、昏迷的程度

　　昏迷可分为轻度昏迷、中度昏迷、深度昏迷三个阶段。

　　1. 轻度昏迷　患者的随意运动丧失，对周围事物以及声、光等刺激全无反应，但强烈的疼痛刺激（如压眶上神经）可见患者有痛苦表情、呻吟和肢体的防御反射。吞咽反射、咳嗽反射、角膜反射以及瞳孔对光反射仍然存在。呼吸、脉搏、血压一般无明显改变。大小便潴留或失禁。某些患者伴有谵妄和躁动。

　　2. 中度昏迷　患者对周围事物及各种刺激均无反应，对剧烈刺激可出现防御反射。角膜反射减弱，瞳孔对光反射迟钝，眼球无转动。呼吸、脉搏、血压已有改变。大小便潴留或失禁。

　　3. 深度昏迷　患者全身肌肉松弛，对各种刺激全无反应。腱反射、吞咽反射、咳嗽反射、角膜反射和瞳孔对光反射均消失，病理反射持续阳性。呼吸不规则，血压或有下降，大小便失禁，偶有潴留。此时机体仅能维持最基本的功能。

三、护理措施

　　1. 病情观察

　　（1）严密观察生命体征，昏迷初期每15～30分钟观察神志、体温、脉搏、呼吸、血压1次，病情稳定后1小时观察1次，并做好护理记录。

　　（2）严密观察意识状态、瞳孔大小、对光反射、角膜发射与全身情况，颈项部体征及神经系统的体征变化。

2. 体位及安全

（1）平卧，头偏向一侧并抬高床头 10°～15°，室内光线宜暗，动作宜轻，尽量避免不良刺激。

（2）烦躁不安或有精神症状者给予必要的防护，加用床栏或保护带，避免坠床。

（3）体温在36℃以下者可给予热水袋保暖；高热者可给予冰袋、酒精擦浴等物理降温。

（4）定期给予肢体被动活动与按摩，保持肢体功能位。

3. 呼吸道护理

（1）保持呼吸道畅通：取下义齿，头部偏向一侧，如有舌后坠应用舌钳夹住舌体向外牵拉并随时清除呼吸道及口腔分泌物。

（2）牙关紧闭、抽搐者，应用牙垫或口咽通气导管垫于上下磨牙之间，防止咬伤；如有义齿应取下，以防误入气管。

（3）必要时给予氧气吸入。

（4）呼吸困难，难以改善时行气管切开并按气管切开护理。

（5）预防肺部感染：注意保暖，避免受凉。每2小时翻身叩背1次，并刺激患者咳嗽，注意及时吸痰。

4. 皮肤黏膜护理

（1）压疮预防及护理：加强皮肤护理，保持床单清洁干燥平整，每2小时翻身1次，避免局部皮肤长期受压。

（2）预防口腔感染：口腔护理每日2次，注意有无溃疡或真菌感染，及时对症涂药处理；张口呼吸者，可用双层生理盐水湿纱布覆盖于口鼻部，避免呼吸道干燥；口唇干裂者涂以润唇膏保护。

（3）预防角膜损伤：伴眼睑闭合不全者，每日用生理盐水湿纱布或凡士林纱布覆盖眼部，也可用0.25%氯霉素滴眼。

5. 营养护理 维持水、电解质平衡，记录24小时出入液量；根据患者的病

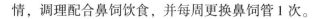

情，调理配合鼻饲饮食，并每周更换鼻饲管 1 次。

6. 大、小便护理

（1）持续留置导尿管护理：留置导尿管的患者应定时每隔 4 小时夹放导尿管 1 次；尿袋每日更换 1 次，尿管每周更换 1 次；外阴擦洗每日 2 次，预防泌尿系统感染。

（2）肛周护理：保持肛周清洁，应保证每日排便 1 次，便秘时给予对症处理。

<h2 style="text-align:center">第三节 抽 搐</h2>

一、概述

抽搐是由多种原因引起的突然、短暂、反复发作的脑功能紊乱，临床表现为突然意识丧失，呼吸暂停，瞳孔散大，对光反射消失，四肢强直，双手握拳。

二、护理措施

1. 病情观察

（1）严密观察抽搐发作的部位、频率、持续时间及发作期间患者意识、瞳孔的变化。观察发作停止后患者意识是否完全恢复，有无头痛、自动症等情况。

（2）严密观察生命体征，昏迷患者每 30 分钟观察意识、体温、脉搏、呼吸、血压 1 次，病情稳定后每 1 小时观察 1 次，并做好护理记录。

2. 发作时的急救措施

（1）平卧，头偏向一侧，迅速解衣扣，松裤带，取下义齿，尽快将压舌板、筷子或小布卷置于患者口中一侧上、下臼齿之间，防止咬伤舌头或颊部。

（2）立即持续给氧，2～4L/分，确保呼吸道畅通，及时清除口、鼻腔的分泌物，以防误吸或窒息，昏迷者应用舌钳将舌拉出，防止舌根后坠，必要时行气管切开。

（3）备好急救用品，建立静脉通道，遵医嘱正确用药，观察用药后的反应。

（4）抽搐发作时应有专人守护，躁动不安者给予必要的防护，加用床栏或保护带，避免坠床及肢体撞伤。按压患者时勿用力过猛，以免发生骨折和关节脱位。并向家属做好解释，以得到家属的支持和理解。

（5）抽搐时尽量减少对患者的任何刺激，室内光线宜暗，操作时动作宜轻。

（6）保持床铺及皮肤的清洁、平整、干燥，预防压疮、肺炎等并发症的发生。

3. 营养护理　维持水、电解质的平衡，清醒患者可给予清淡、无刺激、营养丰富的饮食。

4. 心理护理　消除恐惧心理，指导患者保持良好心态，树立战胜疾病的信心。

5. 其他　配合医生尽快查找原因，遵医嘱给予药物对症治疗。

第四节　头　　痛

一、概述

头痛是指额、顶、颞及枕部的疼痛，可呈持续性或间歇性，头痛的性质包括刺痛、跳痛、胀痛、钝痛、烧灼痛等。程度分轻度、中度、重度和剧烈头痛。

二、护理措施

1. 一般护理

（1）保持环境安静，减少各种噪声，室内光线柔和。

（2）避免过度劳累及精神紧张，保证充足睡眠，保持情绪稳定。血压过高时应卧床休息，如疑为脑出血应采取平卧或侧卧位，头部宜抬高并减少活动。

（3）饮食：应予清淡易消化的半流质饮食，保证充足入量。

2. 对症处理，减轻疼痛

（1）按医嘱给予镇痛药以及针对病因治疗的药物，注意观察药物疗效及不良反应。

（2）呕吐时应及时清涂口腔内呕吐物，用清水漱口，保持口腔清洁。

（3）颅内压增高性头痛，给予脱水药、降低颅内压等对症治疗，并严格限制水分供给。腰穿后出现低颅压性头痛时，应去枕平卧，多饮水，给予低渗液体，以增加颅内压，缓解头痛症状。

3. 严密观察病情变化 观察头痛的性质、部位、程度、持续时间、与体位的关系以及头痛时伴随的症状。

4. 心理护理 避免语言、行为方面的任何刺激，给予精神关怀和生活照顾，向患者耐心做好解释工作，以解除患者的紧张情绪。

第五节 急 腹 症

一、概述

急腹症又称急性腹痛。广义的急腹症包括外科、内科、妇产科、神经科以及全身性疾病所导致的腹痛；而狭义的急腹症特指外科急腹症，即需要手术治疗的腹腔内非创伤性急性病变，是许多种急性病变的集中表现。

二、护理措施

1. 观察病情

（1）详细观察腹痛部位、疼痛时间、性质、影响因素、伴随症状、既往史、女性患者的月经史。

（2）严密观察患者意识、血压、体温、脉搏、呼吸等。根据病情不同，每15～30分钟记录1次。

（3）腹部观察：反复检查腹部体征，胀气程度，必要时量腹围，记录腹胀进展情况。

（4）患者出现呕吐时应将头转向一侧，防止误吸。尽量减少搬动以减轻疼痛。

（5）记录出入液量，并注意呕吐物的颜色、性质。

（6）动态观察辅助检查的结果，如实验室生化检查、X 线摄片、B 超检查等。

2. 体位　一般取半卧位，休克患者应取平卧位或头低足高位。

3. 对症处理

（1）遵循急腹症治疗护理原则：在未明确诊断前应禁食、禁水，禁热敷，禁灌肠，禁用泻药、镇痛药。

（2）根据病情严格掌握输液原则：应用等渗液，先盐后糖，速度先快后慢，见尿补钾。纠正脱水，防止电解质和酸碱平衡紊乱及休克的发生。

（3）胃肠减压：根据病情留置胃管，行负压吸引，减轻腹胀和消化液的分泌，并经常检查吸引效果。

（4）镇痛药的应用：在明确诊断和确定治疗方法后，可以应用镇痛药物，如布桂嗪、哌替啶等，但有呼吸困难和血压低时应慎用镇痛药。

（5）预防感染：根据医嘱合理选用抗生素预防感染，并做好口腔护理，预防口腔感染等并发症的发生。

（6）有手术指征的患者应做好术前准备：禁食、禁水、胃肠减压、备皮、药物过敏试验等，视病情需要抽取血标本及备血。

（7）饮食：急腹症患者在观察与治疗初期需要禁食，待腹痛好转，无呕吐、腹胀，肠蠕动音正常后可逐渐恢复饮食。

4. 心理护理　腹痛患者可出现不同程度的焦虑、紧张，护士应关心、安慰患者。并鼓励患者配合诊治，同时创造舒适、安静的环境，以减少不良刺激。

第六节　胸　痛

一、概述

胸痛主要由胸部疾病引起，如心血管疾病、呼吸系统疾病，腹腔疾病有时亦可引起胸痛。当病变部位由炎症、缺氧、平滑肌痉挛、化学刺激等因素作用于肋间神经等感觉纤维，传入大脑皮质感觉区后，患者便感觉胸痛。

二、护理措施

1. 体位　取健侧卧位，保持安静、舒适环境，以避免诱发或减少疼痛的各种因素。

2. 疼痛护理

（1）如因胸壁病变引起的胸痛，可口服小量镇静药或镇痛药，重者可给予热敷、理疗、局部封闭等。

（2）胸膜疾病引起的胸痛，可在患者深吸气状态下，用宽胶布紧贴于患者胸部以减少胸部活动，或慎用镇咳药。

（3）心肌梗死胸痛时，应立即舌下含服硝酸甘油片剂或肌内注射哌替啶。

（4）对于影响休息和睡眠的持续性疼痛，或癌症引起的胸痛可适当给予止痛或镇痛药。

（5）使用松弛、按摩、针灸等方法分散患者注意力，以减轻疼痛。

3. 病情观察　严密观察患者血压、呼吸、心率及心律的改变。观察胸痛的部位、性质、程度以及伴随症状，以防剧烈胸痛所致猝死。

4. 氧疗　胸痛伴随呼吸困难者，给予面罩或鼻导管给氧，一般 4～6L/分。

5. 持续心电监测　发现异常及时对症处理。

第七节　大　咯　血

一、概述

咯血指喉部以下呼吸道出血经口腔咯出。大咯血一般指咯血量大，一次咯血量在 100～500ml 或 24 小时内咯血量达 500ml 以上的咯血，引起患者窒息或出血性休克的咯血也可视为大咯血。是临床常见的急危重症之一，如处理不及时可导致死亡。

大咯血并非是一种独立的疾病，而是一种临床症状，遇到此类患者时，需注意病因的查找，但其病因较为复杂，原发病种类繁多，一般归纳起来大致可分为以下几类。

（一）支气管、肺部疾病

1. 感染性疾病 支气管扩张症、肺结核、肺脓肿、霉菌性肺炎等。

2. 肿瘤性疾病 支气管肺癌、肺或支气管转移癌等。

3. 外伤性疾病 肺挫伤、胸部钝器伤、胸壁穿透伤等。

4. 医源性因素 支气管镜下活检、肺脏大手术后出血、气管切开后护理不当。

（二）心血管疾病

风湿性心脏病二尖瓣狭窄；某些先天性心脏病如肺动脉瓣狭窄、法洛四联症；肺栓塞、肺动脉高压症、肺动静脉瘘等。

（三）其他

血液系统疾病、结缔组织疾病及某些传染病等。

大咯血时由于出血急骤、量多或病史诉说不清，有时不易与呕血鉴别，需详细询问有关病史，作细致的体格检查，才能作出正确诊断。咯血与呕血鉴别详见下表。

咯血与呕血的鉴别

项目	咯血	呕血
病因	肺结核、支气管扩张症	消化性溃疡、肝硬化
	肺脓肿、肺癌、二尖瓣狭窄	急性胃黏膜病变、胃癌
前驱症状	喉部发痒、胸闷、心悸、咳嗽	上腹部不适、恶心、呕吐
出血方式	咯出	呕出，可呈喷射状
颜色及性状	鲜红色、可呈泡沫状	暗红或咖啡色，常伴血块
血中混有物	痰	胃液或食物残渣
酸碱反应	碱性	酸性
黑便	无，血液被咽下可有	常伴有柏油样黑便

二、护理措施

1. 病情观察 观察咯血的先兆症状及咯血的量、颜色、性状、频次、持续时间等，密切监测患者生命体征的变化。

2. 紧急处理措施

（1）大咯血时，应绝对卧床休息，不宜随便搬动患者，一般采取侧卧位或半卧位，头偏向一侧，床边备好负压吸引器、气管插管或气管切开包等抢救物品，及时清除积血和血块，预防窒息的发生。

（2）严密观察生命体征、意识的变化，如患者出现咯血突然停止或减少、烦躁或表情淡漠、呼吸增快、血压下降、喉头作响而咯不出等咯血窒息先兆的表现时，及时通知医生处理，并做好护理记录。

（3）迅速建立静脉通道，以保证输液、输血及治疗的落实。

（4）给予高流量、高浓度的氧气吸入，8～10L/min，或进行高频通气。

（5）立即畅通气道，迅速排出积血，用较粗并带有侧孔的鼻导管进行吸引。

（6）体位引流：立即将患者置于45°头低足高俯卧位，轻拍背部以利引流。

（7）呼吸抑制者应适量给予呼吸兴奋药，以改善缺氧。

（8）呼吸停止者应立即给予气管插管和人工呼吸以辅助呼吸。

3. 药物 垂体后叶素是大咯血时的首选药物，使用时应注意控制滴速，并注意观察不良反应。

4. 饮食护理 大咯血期间应禁食、禁水，咯血停止后可给予高营养、富含维生素的温凉半流质饮食，多食蔬菜、水果。

5. 心理护理 关心体贴患者，解除恐惧、紧张。及时倾倒咯出的血液，及时更换血液污染的衣物及被服，以减少对患者的不良刺激。保持病室安静，减少探视。

第八节 呼 吸 困 难

一、概述

呼吸困难是患者主观上感到空气不足，呼吸费力。客观上可出现端坐呼吸，严重时出现鼻翼扇动、发绀、张口呼吸，辅助呼吸肌参与呼吸活动，并可有呼吸频率、节律或深度的异常。按呼吸的性质可分为吸气性、呼气性、混合性呼吸困难三种类型；按呼吸困难的程度可分为轻、中、重度三种程度。

二、护理措施

1. 体位 协助患者取舒适卧位，以减轻呼吸困难。如急性左心衰竭、严重哮喘、肺气肿等患者取坐位或半坐位；胸腔积液患者取患侧卧位；肋骨骨折患者取健侧卧位；急性呼吸窘迫患者取平卧位。

2. 维持气道通畅 指导患者做深呼吸，鼓励和帮助患者进行有效的咳嗽、咳痰。进行雾化吸入，湿润呼吸道及稀释痰液，按需给予吸痰，及时清除呼吸道及口腔分泌物。遵医嘱给予消炎、化痰、平喘药，严重呼吸困难患者要做好机械通气的准备。

3. 氧疗 根据呼吸困难的程度，给予不同的氧疗方法和浓度，必要时遵医嘱加用呼吸兴奋药和使用人工呼吸机辅助呼吸，严密观察用氧前后患者的病情变化。

4. 病情观察 分析各项监护参数，观察缺氧改善情况，及时调整。注意观察患者神志、发绀程度、生命体征的变化，必要时记录出入液量。

5. 饮食护理 给予易消化的食物，预防便秘发生。严重呼吸困难患者给予流质或半流质饮食，给予充足的热量，维持水、电解质平衡。

6. 心理护理 及时为患者提供支持与帮助，解除患者的焦虑和恐惧情绪。教会患者相关疾病的自我保健知识。

第九节　窒　　息

一、概述

窒息是指气流进入肺脏受阻或吸入气缺氧导致呼吸停止或衰竭。引起窒息的原因很多，例如：喉头水肿，喉梗阻，喉、气管异物，气管、支气管痉挛，颈部外伤，大咯血，声带麻痹，喉部肿瘤，溺水，自缢等。

二、病情评估

气道被异物阻塞时，患者可表现为突感胸闷、张口瞪目、呼吸急促、烦躁不安、严重发绀，吸气时锁骨上窝、肋间隙和上腹部凹陷，呼吸音减弱或消失。

三、急救护理

1. Heimlich 手法

（1）应用于成人

1）抢救者站在患者的后面，用两手臂环绕患者的腰部。

2）一手握拳，将拳的拇指一侧放在患者的胸廓下和脐上的腹部。

3）用另一手抓住拳头，快速向上抬，压迫患者的腹部，不能用拳击和挤压，不要挤压胸廓，冲击力仅限于手，不能用双臂加压，记住："患者的生命在你的手上！"

4）重复至异物排出。

（2）应用于婴幼儿：患儿平卧、面向上，躺在坚硬的地板或床板上，抢救者跪下或立在其足侧；或者患儿取坐位，并使患儿骑坐在抢救者的两大腿上，背朝抢救者。用两手的中指和示指，放在患儿胸廓下和脐上的腹部，快速向上加压压迫，但要很轻柔，重复至异物排出。

（3）自救：当你异物卡喉时，切勿离开有其他人的房间，可采用成人4个步骤中的第2、3、4步骤，或稍稍弯下腰去，靠在一固定的水平物体上（如桌子边缘、扶手栏杆等），对着水平物体压迫你的上腹部，快速向上冲击，重复至异物排出。

2. 保持呼吸道通畅　头侧向一边，防止分泌物吸入气管，及时清除口、鼻腔分泌物。

（1）对于颅脑、口腔、颌面部、颈部及胸部术后患者，必须保持警惕状态，以防止呼吸道梗阻。一旦出现呼吸道梗阻，开放气道是千钧一发之事。紧急气道开放方法：对有明显气道梗阻的患者，可暂用粗针或剪刀行环甲膜穿刺或切开术，以解燃眉之急。若无条件行气管插管或气管切开术，则行环甲膜切开术。

（2）对舌根后坠及喉梗阻者，可使用口咽通气管，拉舌钳以解除梗阻。

（3）对炎性喉头水肿、肺水肿者，必须勤吸痰、翻身、拍背等。

（4）对气管狭窄、下呼吸道梗阻所致的窒息，应立即施行气管插管或气管切开术。

（5）对支气管扩张咯血所致的窒息，应将患者倒立，拍背或取头低足高俯卧位卧于床缘，叩击患者背部以清除梗阻的血块，并准备好负压吸引器、气管插管、呼吸机等。

3. 临床观察　观察呼吸的频率、节律，监测血氧饱和度；观察辅助呼吸肌的活动情况。

4. 并发症的观察和预防

（1）密切观察呼吸情况，出现胸闷、呼吸不畅、烦躁、发绀等窒息情况时应立即抢救。

（2）对有自杀倾向的患者，应及时采取劝导、心理咨询等措施，防患于未然。

5. 一般护理

（1）专人护理，注意心理护理，消除患者的恐惧情绪，适当给予镇静剂。

（2）高流量给氧，以缓解长时间的缺氧损害。

（3）备好呼吸机、吸引器、氧气、喉镜、气管插管、气管切开包等抢救物品。

第四章 老年人常见危重症护理

第一节 心搏骤停的护理

一、概述

心搏骤停是指由于多种原因引起心脏泵血功能突然停止。一旦发生，将立即导致脑和其他脏器血液供给中断，组织严重缺氧和代谢障碍。对心搏骤停者立即采取恢复有效循环、呼吸和大脑功能的一系列抢救措施，称为心肺脑复苏。

二、护理措施

1. 准确、及时判断 实施心肺复苏前必须准确、及时判断患者有无突发意识丧失，有无自主呼吸，有无大动脉搏动消失。

2. 紧急处理措施

（1）人工循环：立即进行胸外心脏按压，按压部位在胸骨中下1/3交界处，按压频率为至少100次/分，按压深度成人至少为5cm，婴儿和儿童至少为胸部前后径的1/3，并让一人通知医生，如为目击者应立即拳击心前区1~2次，再行胸外心脏按压。

（2）畅通气道、人工呼吸：畅通气道是实施人工呼吸的首要条件。面罩球囊控制呼吸，连接氧气8~10L/min，如有条件者立即气管插管，进行加压给氧，无条件时应行口对口人工呼吸，每次吹气量为400~600ml。

（3）迅速建立2条静脉通道：一般首选上腔静脉系统给药，如肘静脉、锁骨下静脉、颈外静脉或颈内静脉，以便药物尽快起效。

（4）心电监护：观察抢救效果，必要时除颤起搏。

（5）脑复苏：头部置冰帽，体表大血管处，如颈、腹股沟、腋下置冰袋；同时应用脑复苏药物，如冬眠药物、脱水药及能量合剂等。

（6）纠正酸中毒：可选用碳酸氢钠注射液。

3. 病情观察

（1）观察患者的通气效果：保持呼吸道通畅，吸氧，必要时行气管插管和使用人工呼吸机。使用呼吸机通气的患者每小时吸痰 1 次，每次吸痰时间不超过 15 秒，同时定时进行血气分析，根据结果调节呼吸机参数。

（2）观察循环复苏效果：观察有无窦性心律，心搏的频率、节律，心律失常的类型以及心脏对复苏药物的反应；观察血压的变化，随时调整升压药，在保持血容量的基础上，使血压维持在正常高水平，以保证心、脑、肾组织的血供；密切观察瞳孔的大小及对光反射、角膜发射、吞咽发射和肢体活动等；密切观察皮肤的色泽、温度。

（3）观察重要脏器的功能：留置导尿管，观察尿量、颜色、性状，定时监测尿素氮、肌酐等，保护肾功能。

（4）复苏有效指征：面色、口唇由发绀转为红润；自主呼吸恢复；能触及大动脉搏动，肱动脉收缩压≥60mmHg；瞳孔由大变小；有眼球活动或睫毛反射、瞳孔对光反射出现。

（5）复苏终止指征

①脑死亡：对任何刺激无反应；自主呼吸停止；脑干反射全部消失；脑电活动消失。

②心脏停搏至开始心肺复苏的时间超过 30 分钟，又坚持心肺复苏 30 分钟以上，无任何反应，心电图示波屏上呈一条直线。

第二节　休克的护理

一、心源性休克

（一）概述

凡能严重地影响心脏排血功能，使心排血量急剧降低的原因，都可引起心源性休克。如大范围心肌梗死、弥漫性心肌炎、急性心脏压塞、肺动脉栓塞、严重心律失常以及各种严重心脏病晚期，以心肌梗死最为常见。其主要特点：①由于心泵衰竭，心排出量急剧减少，血压降低；②交感神经兴奋和儿茶酚胺增多，小动脉、微动脉收缩，外周阻力增加，致使心脏后负荷加重；③交感神经兴奋，静脉收缩，回心血量增加，因中心静脉压和心室舒张期末容量和压力升高；④较早地出现较为严重的肺淤血和肺水肿，这些变化又进一步加重心脏的负担和缺氧，促使心泵衰竭。

（二）护理措施

1. 绝对卧床休息，根据病情给予休克体位。如发生心搏骤停，则按心搏骤停抢救。

2. 严密观察病情，注意神志的变化，有无皮肤湿冷、花斑、发绀、心前区疼痛等。血压、脉搏及呼吸每 15～30 分钟测量 1 次，测量脉搏时间为 30 秒，当脉搏不规则时连续测 1 分钟，注意心律、心率、中心静脉压的变化及每小时尿量，做好记录，及时告知医生。

3. 给予氧气吸入，流量 2～4L/min，必要时监测血气分析。

4. 建立静脉通道，按医嘱应用血管活性药物，注意调节药物浓度、滴速，使收缩压维持在 90～100mmHg 水平，注意输液通畅，防止药物外渗。

5. 注意保暖，避免受凉，保暖以加盖棉被为宜，不宜使用热水袋，以防烫伤。按时翻身，做好口腔及皮肤护理，预防压疮。

6. 关心体贴患者，做好健康教育及心理护理。

二、失血性休克

（一）概述

失血性休克属于低血容量性休克，多见于急性的、速度较快的失血。失血性休克使机体有效循环急剧减少，而引起全身组织血液灌注不足，使多器官功能受到损害，导致组织缺血缺氧、代谢障碍和神经功能紊乱等。其病情凶险、变化快，极易导致患者死亡。

（二）护理措施

1. 立即建立 1～2 条静脉输液通道，保证输血、输液通畅。

2. 抽血做交叉配血试验，准备输血并按医嘱准备平衡液、碳酸氢钠等。

3. 妥善安排输注液体的先后顺序，在尚未配好新鲜血时输注平衡液，1 小时内输液 1500～2000ml，晶体与胶体比例为（2.5～3）:1。必要时采取加压输液方法，大量快速输液时注意监测中心静脉压，防止急性左心衰竭发生。

4. 配合病因治疗的护理：创伤引起大出血和（或）有手术适应证的内脏出血者，应尽快使用三腔双囊管压迫止血。

5. 病情观察

（1）监测血压、脉搏、呼吸，每 15～30 分钟 1 次并记录，注意体温变化，同时应观察神志、皮肤色泽和肢体温度，记录尿量，监测中心静脉压。

（2）根据尿量、中心静脉压、血压、心率、皮肤弹性判断患者的休克程度。若中心静脉压低、血压低、心率快、皮肤弹性差、尿量少则提示血容量不足，应给予补液、输血；若中心静脉压高、血压低、心率快、尿量少，提示心功能不全，应给予强心、利尿。若心率快、尿量少、中心静脉压不及血压波动正常可用冲击实验。方法：成人快速输注 300ml 液体，若尿量增多、中心静脉压不变可考虑为血容量不足；若尿量不见增多、中心静脉压升高 $2cmH_2O$ 可考虑为心功能不全。

6. 采取平卧位，以利脑部血液供应或将上身和下肢适当抬高 10°～30°以利呼吸和下肢静脉回流，保持患者安静，减少搬动。

7. 保持呼吸通畅，氧流量 6～8L/min，必要时床边紧急气管插管或气管切开，给予呼吸机辅助通气。

8. 输注血管活性药物的注意事项

（1）滴速必须均匀，避免血压急骤或下降，如无医嘱不可中断，每 15～30 分钟测血压、脉搏和呼吸各 1 次，详细记录。

（2）血管扩张药物必须在补充血容量充足的前提下应用，否则可导致血压急剧下降。

（3）患者在四肢厥冷、脉微细和尿量少的情况下，不能使用血管收缩药来提高血压，以防止引起急性肾衰竭。

（4）血管收缩药和血管扩张药可按医嘱合用，以调节血管张力并有强心作用。

9. 防止继发感染，严格无菌操作。保持皮肤清洁干燥，定时翻身，防止压疮发生。定时叩背、吸痰，防止肺部感染。更换各引流袋及尿袋，每日擦洗会阴2次。

10. 密切观察急性肾衰竭、呼吸窘迫综合征、酸中毒等并发症，施行相应护理。

11. 补充营养，不能进食者给予鼻饲含高蛋白、高维生素的流质饮食，供给足够热量，提高机体抵抗力，但要警惕消化道出血。

三、感染性休克

（一）概述

感染性休克是由于感染导致有效循环容量不足、组织器官微循环灌注急剧减少的急性循环功能衰竭综合征。感染性休克的患者多具有全身炎症反应综合征：①体温 >38℃ 或 <36℃；②心率 >90 次/分；③呼吸急促 >20 次/分或过度通气，$PaCO_2$ <4.3kPa；④白细胞计数 > $12 \times 10^9/L$ 或 < $4 \times 10^9/L$，或未成熟白细胞 >10%。

（二）护理措施

1. 严密观察患者的神志、生命体征。感染性休克患者表现为过度兴奋、躁动、嗜睡、定向力异常，要注意患者的意识和对人、时间、地点的定向力。每15～30分钟测量脉搏、血压、呼吸各1次，观察呼吸频率、节律和用力程度、胸廓运动的对称性，并做好记录，发现异常及时通知医生处理。

2. 改善微循环，迅速建立两条静脉通道，给予扩容、纠酸、抗休克等治疗。输液滴数宜先快后慢，用量宜先多后少，尽快改善微循环，逆转休克状态。

3. 给予氧气吸入 3～4L/min，并给予加盖棉被或应用热水袋保温，改善末梢循环，热水袋温度 50 ~ 60℃，避免过热引起烫伤。

4. 保持呼吸道通畅，使用呼吸机通气者，每 30 ~ 60 分钟吸痰 1 次。

5. 认真记录 24 小时尿量。尿量能正确反映肾脏微循环血液灌流情况，若尿量持续 <30ml/h，提示有休克；如无尿 > 12 小时，血压正常，提示可能发生急性肾衰竭。出现异常及时通知医生对症处理。

6. 加强皮肤护理，保持皮肤清洁、干燥，每 2 小时翻身 1 次，预防压疮，每日口腔护理、会阴冲洗 2 次，防止感染。

7. 加强营养，给予高蛋白、高热量、高维生素饮食，增强患者的抵抗力。

8. 做好心理护理，消除患者的恐惧心理，使其积极配合治疗、护理。

四、过敏性休克

（一）概述

特异性过敏原作用于致敏个体而产生的 IgE 介导的严重的以急性周围循环灌注不足及呼吸功能障碍为主的全身性速发变态反应所致的休克称为过敏性休克。人体对某些药物或化学物质、生物制品等的过敏反应，致敏原和抗体作用于致敏细胞，释放出血管活性物质可引起外周血管扩张、毛细血管床扩大、血浆渗出，血容量相对不足，加之过敏常致喉头水肿、支气管痉挛等使胸内压力增高，致使回心血量减少，心排出量降低。

（二）护理措施

1. 立即停药，就地抢救，患者取平卧位。

2. 立即皮下注射 0.1% 盐酸肾上腺素 0.5 ~ 1ml，小儿酌减。

3. 根据医嘱给予地塞米松 5 ~ 10mg 加入 50% 葡萄糖溶液 40ml 静脉注射；氢化可的松 100 ~ 200mg 加入 10% 葡萄糖液 250ml 静脉滴注。

4. 氧气吸入 4 ~ 6L/min，保暖。

5. 保持呼吸道通畅，有喉头水肿呼吸抑制时，遵医嘱给予呼吸兴奋药，必要时可做气管插管或气管切开。

6. 肌内注射抗组胺类药物异丙嗪（非那根）。

7. 密切观察病情，及时测量生命体征并采取相应的措施。

8. 心搏骤停时，按心脏复苏抢救程序进行抢救。

第三节　水、电解质及酸碱失衡的护理

一、高钙血症

高钙血症是指血清钙浓度 >5.5mmol/L 的一种病理生理状态，此时的体内钙总量可增多。

1. 一般护理

（1）绝对卧床休息，保持环境安静，限制探视。

（2）正确留置取血、尿标本，及时送检。

2. 病情观察

（1）持续动态心电监护，每 1 ~ 2 小时测量生命体征变化。

（2）持续给氧 2 ~ 4L，保持呼吸通畅，若昏迷患者将头侧向一边，防止因呕吐误吸导致窒息。

（3）准确记录 24 小时出入液量，注意观察病情及患者主诉。

（4）严密监测血清钙浓度、肾功能、尿渗透压等。

（5）需紧急血液透析患者迅速建立血液透析的血管通道，密切观察生命体征的变化。

3. 对症护理

（1）心血管系统影响：熟练掌握心电图知识，如发现异常，应立即抽静脉血测定血钙，通知医生进行处理。

（2）对肾功能良好者，应鼓励患者大量饮水，帮助钾从尿中排出。

4. 健康指导　嘱患者严格控制饮食，禁食或少食含钾高的蔬菜，水果，如香蕉、甜橙、马铃薯、大枣、香菇、紫菜等。

5. 心理护理　消除患者紧张、恐惧、焦虑等消极情绪，给患者及其家属讲解高钾血症发生的原因，提供详细的预防处理措施。

二、低钾血症

低钾血症是指血清钾浓度 <3.5mmol/L 的一种病理生理状态。造成低钾血症的主要原因是机体总钾量丢失，称为钾缺乏。

1. 一般护理

（1）保持环境安静、整洁，限制探视，减少干扰。

（2）症状明显者应绝对卧床休息，因低钾时心肌内膜处于轻度极化状态，下床活动易导致心律失常，有发生心搏骤停的危险。

（3）鼓励患者进食高钾食物，如橘子、香蕉、豆类、干果类、香菇、海带等，避免进食大量清水、高糖及油腻食物，并注意饮食卫生，防止食物不洁引起腹泻而加重病情。

（4）加强基础护理，预防并发症。

2. 病情观察

（1）严密观察患者生命体征，每 1～2 小时测量 1 次，进行动态心电监测。

（2）持续氧气吸入 3～4L/min，保持呼吸道通畅。

（3）监测 24 小时出入液量，准确记录每小时尿量，为进一步补钾提供依据。

（4）密切监测血电解质、肾功能及尿渗透压。

3. 对症护理

（1）循环系统的影响：应准确识别心电图变化，动态监测血钾指标，早期发现后通知医生及时处理，以免延误病情。

（2）神经 - 肌肉系统的影响：严密观察患者神志及全身状况，一旦发现患者呼吸肌麻痹、呼吸困难、窒息及神志方面的改变后要及时处理，防止病情进一步恶化。

4. 用药护理　补钾过程中注意监测肾功能和尿量，尿量为 30～40ml/h 以上时，补钾则较安全。补钾途径有口服补钾、鼻饲补钾、静脉补钾。为减少口服补钾的胃肠道反应，宜将 10% 氯化钾稀释于果汁或牛奶中服用。静脉补钾速度以每小时 20～40mmol/L 为宜，不能超过 50～60mmol/L，浓度以 1.5～3.0g/L

为宜。

5. 心理护理 当患者出现紧张、情绪激动时，应向其讲明疾病原因及转归预后，根据具体情况选择适宜方式分散其注意力，使之保持良好心态配合治疗及护理。

三、代谢性酸中毒

代谢性酸中毒是最常见的一种酸碱平衡紊乱，是指以 HCO_3^- 下降为原发改变而引起的一系列病理生理过程。引起代谢性酸中毒主要由于机体产酸过多、排酸障碍和碱性物质损失过多等原因所致。

1. 一般护理

（1）保持环境安静，减少不必要的刺激。

（2）患者取平卧位，注意保暖。

（3）给予患者易消化、富含营养的食物，少量多餐，如糖尿病患者应根据标准体重、身高、活动强度及营养状况计算每日所需热量，合理调配饮食。

（4）加强口腔及皮肤的护理，防止并发症。

2. 病情观察

（1）每 1~2 小时测量生命体征 1 次，尤其是呼吸及神志的变化，并详细记录。

（2）根据医嘱严密监测血气分析及血电解质的变化，为疾病的进一步诊治提供依据。

（3）保持呼吸道通畅，持续氧气吸入，头偏向一侧，防止因呕吐而导致误吸。

（4）严密监测出入液量，并记录每小时尿量。

（5）及时送检各种血、尿标本。

3. 对症处理

（1）呼吸及神经系统的影响：密切观察患者的呼吸改变及神志方面的变化，及时处理，防治疾病进一步恶化。

（2）其他脏器功能的影响：心力衰竭时要严格限制补液量和补液速度，消化系统不良的患者不可采用口服补碱，可选择静脉用药，防治胃肠道症状进一步加重。

（3）纠正水、电解质和酸碱失衡：轻度患者只需补液纠正缺水，就可纠正酸中毒。严重的代谢性酸中毒可输注等渗的碳酸氢钠或乳酸钠，以补充碱的不足，使用碳酸氢钠等碱性药物时，应使用单独通道，速度不宜过快，以免引起反应性碱中毒而加重缺氧，甚至引起脑水肿。一旦酸中毒纠正后应遵医嘱使用钙剂，以免发生手足抽搐。

4. 健康指导　代谢性酸中毒常常是由原发病所引起的，如糖尿病、严重脱水、循环衰竭等，病因治疗尤为重要，我们应首先帮助患者树立战胜疾病的信心，避免精神创伤及过度疲劳，帮助其掌握有关疾病治疗的知识。

四、代谢性碱中毒

代谢性碱中毒是指原发的血浆 HCO_3^- 升高而引起的一系列病理生理过程。临床常见的原因包括大量丢失胃液、严重低血钾或低血氯、库欣综合征等肾脏丢失 H^+ 以及输注过多碱性物质等。

1. 一般护理

（1）保持病室安静、整洁，指导患者卧床休息。

（2）给予患者营养丰富易消化的饮食，如不能进食者可由鼻饲管注入，保证营养的供给充分。

（3）加强口腔及皮肤的护理，预防并发症。

2. 病情观察

（1）严密监测血气分析和电解质变化，正确采集血标本，及时送检。

（2）保持呼吸道通畅；鼓励患者做深呼吸，头偏向一侧，有利于呼吸道分泌物的排出，防止窒息。

（3）密切注意24小时出入液量，并记录每小时尿量。

（4）重点观察患者呼吸、心率、尿量、肌张力、神经精神状态。

3. 纠正酸碱、水、电解质紊乱　对以低氯为主的代谢性碱中毒可静脉滴注生理盐水和氯化钾，同时补充精氨酸。静脉滴注精氨酸时，速度不宜过快，否则会引起沿静脉走向处疼痛，局部发红，并引起面部潮红、流涎、呕吐等不良反应。对顽固性低钾应考虑低镁可能。

4. 心理护理　消除患者恐惧心理，使他们处于接受治疗的最佳身心状态。

第四节　多器官功能障碍综合征的护理

多器官功能障碍综合征指机体年老体弱或在遭受急性严重感染、严重创伤、大面积烧伤等突然打击后，同时或先后出现 2 个或 2 个以上器官功能障碍，以至在无干预治疗的情况下不能维持内环境稳定的综合征。

1. 一般护理

（1）将患者安置在抢救病室，实行 24 小时专人护理。

（2）应严格执行各项无菌操作规程，对患者分泌物及排泄物进行必要的消毒处理，以免发生继发性感染。

（3）饮食护理：患者处于高分解代谢状态，应保证患者足够的能量摄入，从而增强患者抵抗疾病的能力。

（4）加强基础护理，预防各种并发症。

2. 病情观察

（1）严密监测神志及瞳孔变化，每 2 小时观察 1 次。

（2）中心静脉压：监测 CVP 是反映血容量的一个重要指标，CVP 小于 $5cmH_2O$ 为低压，应补充血容量，CVP 大于 $15cmH_2O$ 时输液应慎重，并密切注意心功能改变。

（3）肺动脉漂浮导管监测：了解心功能的各项参数，并进行动态分析。

①密切观察各连接处是否紧密、固定稳妥，防止管道脱开出血。

②测压期间严防管道堵塞或肺动脉血栓形成，注意心内压力图形的改变，保持心导管通畅。

③观察置管肢体末梢循环情况，皮肤、温度、色泽及微血管充盈情况，若有异常应及时报告医生处理。

（4）密切监测心率、血压、血氧饱和度变化，每30～60分钟记录1次。

（5）严密观察出入液量：肾功能障碍时，患者的饮食及进水量、输注的液体量、呕吐物及大小便均应正确记录，严格控制入量。并注意观察尿液的颜色、比重，注意有无血尿。

3. 对症处理

（1）呼吸功能障碍：患者应卧床休息，烦躁者应予四肢保护性约束，慎用镇静安定药，禁用吗啡类药物；对呼吸骤停者，应立即行人工呼吸或气管插管辅助呼吸，清醒患者应鼓励排痰或体位引流，同时配合胸背叩击促进排痰。

（2）心功能障碍：患者应绝对卧床，根据病情可取半卧位或坐位，两腿下垂可减少回心血量，持续心电监护，必要时行血流动力学监测。监测血电解质，尤其是血钾，以防高血钾引起心律失常或心脏停搏，做好心肺脑复苏的准备。

（3）肾功能障碍：观察尿液颜色及比重，出现少尿或无尿时应及时通知医生处理。留置导尿管者，应用1∶5000呋喃西林液冲洗膀胱，防止逆行感染，需透析治疗者应做好透析护理。

（4）肝功能障碍：限制蛋白摄入量，保持大便通畅，观察患者意识改变及黄疸情况，以判断病情的变化，避免使用损害肝脏的药物，定时监测血氨等变化，以防肝昏迷发生。

（5）脑功能障碍：昏迷者应加床栏防止坠床，取下义齿，如意识障碍加重，两侧瞳孔不等大，呼吸浅慢或暂停，提示发生脑疝时，应及时行脱水治疗，并酌情用冰帽以保护脑细胞。

（6）胃肠功能障碍：待患者肠鸣音恢复后进流质或无渣、无刺激性半流质饮食，出现食物反流或腹泻时应暂时禁食，并留取标本化验，注意观察有无头晕、心悸、冷汗、脉率加快及血压下降等急性消化道大出血征象。

（7）凝血功能障碍：少量鼻腔出血，牙龈出血时可用过氧化氢漱口。

4. 心理护理　患者因病情危重，常有复杂的心理反应，应及时了解患者的心理状态，及时做好心理护理，以消除顾虑，树立战胜疾病的信心。

第五节 急性中毒的护理

一、急性有机磷农药中毒

有机磷农药系胆碱酯酶抑制药，与人体内的胆碱酯酶有很强的亲和力，抑制了胆碱酯酶的活性，结果导致乙酰胆碱酶在体内大量蓄积，从而发生一系列临床中毒症状：如多汗、流涎、流涕、肌肉纤颤及头晕、头痛、烦躁不安，甚至惊厥或昏迷。

1. 迅速清理毒物

（1）立即离开现场脱去污染的衣服，用肥皂水彻底清洗污染的皮肤、毛发和指甲等，减少毒物吸收。

（2）口服中毒 6 小时内者，应用清水、生理盐水、2% 碳酸氢钠溶液或 1:5000 高锰酸钾溶液反复洗胃，直至洗出液清、无气味为止，但美曲膦酯（敌百虫）中毒禁用 2% 碳酸氢钠溶液。洗胃结束，予以 50% 的硫酸镁 50～100ml 导泻。昏迷患者可用硫酸钠 20～40g，溶水 20ml 注入胃管，观察 30 分钟如无导泻作用再追加水 50ml，这种方法适用于多种中毒。

2. 用药护理

（1）抗乙酰胆碱药物：常用药物阿托品对缓解毒蕈碱样症状、对抗呼吸中枢抑制有效。阿托品应早期、足量、快速、反复给药，注意观察病情，区分阿托品化及阿托品中毒。

（2）胆碱酯酶复能剂：常用药物碘解磷定、氯解磷定等对解除烟碱样作用明显，应早期应用，维持时间一般不超过 72 小时。

（3）吸氧，维持呼吸功能。

（4）预防肺水肿、脑水肿、呼吸衰竭、休克、水电解质紊乱等并发症，做好相应护理。

3. 密切观察病情

（1）密切观测患者神志、瞳孔、体温、脉搏、呼吸、血压等生命体征的变化，同时观测患者皮肤是否湿冷或潮冷，注意保暖。

（2）观察药物的不良反应及反跳现象，使用阿托品的过程中应及时准确记录用药时间、剂量及效果，判断阿托品化指标，防止阿托品中毒及"反跳现象"。

（3）定期监测胆碱酯酶活力测定。

（4）对于合并肺、脑水肿给予脱水药、利尿药者，应记录 24 小时出入液量。

4. 健康指导　清醒患者给予清淡易消化饮食，忌油腻、烟酒，绝对卧床休息。对有自杀倾向患者做好心理护理，防止意外。

二、急性巴比妥类药物中毒

巴比妥类药物为应用最普遍的催眠药物，对中枢神经系统具有广泛抑制作用，对脑干、小脑和大脑皮质作用最明显。用量过大可导致急性中毒，引起昏迷、休克、呼吸抑制，甚至致死。

1. 防止毒物进一步吸收　催吐、洗胃或导泻。口服者用清水或 1：5000 高锰酸钾溶液洗胃，用药用炭（活性炭）50～100g 及硫酸钠 250mg/kg 导泻。

2. 加速已吸收毒物的清除

（1）利尿药遵医嘱应用呋塞米 20～40mg 静脉注射。

（2）碱化尿液：建立静脉通道，遵医嘱静脉滴注 5% 碳酸氢钠 100～200ml，尿量维持在 250ml/h 左右。

（3）腹膜透析、血液透析和血液灌注。

3. 预防并发症　主要并发症和致死原因是呼吸和循环衰竭。救护重点在于维持有效的气体交换和血容量，尽快纠正低氧血症和酸中毒，给氧，氧流量应为 2～4L/min，吸痰以保证气道畅通。必要时气道插管，机械通气。

4. 特效解毒药的应用

（1）盐酸纳洛酮：为最有效的首选药物，遵医嘱应用纳洛酮 0.4～0.8mg 静脉注射。

（2）呼吸衰竭者应用呼吸兴奋药，如洛贝林、尼可刹米。

5. 对症治疗

（1）昏迷、抽搐时可用脱水药和利尿药，以防脑水肿。

（2）预防继发性感染可应用抗生素。

（3）准确记录24小时出入液量，维持酸碱及水电解质平衡，防止肾衰竭。

6. 病情观察　密切观察患者的神志、瞳孔、面色、呼吸、血压及尿量情况，记录24小时出入液量；并注意观察药物反应。

7. 健康指导　加强营养，给予高热量、高蛋白、易消化的饮食。对有自杀倾向的患者做好心理护理，防止发生意外。

三、急性一氧化碳中毒

一氧化碳中毒俗称煤气中毒，一氧化碳与血红蛋白的亲和力比氧与血红蛋白的亲和力大240倍，一旦呼吸道吸入后，85%与血液中的血红蛋白结合，形成稳定的、不具备携氧能力的碳氧血红蛋白（HbCO），从而使血红蛋白的携氧力降低，导致组织缺氧。

1. 脱离中毒环境　迅速将患者移至空气新鲜处，通风，保持呼吸道通畅，注意保暖。

2. 迅速纠正缺氧　立即给予高浓度氧气吸入 8～10L/min，有条件者应尽早行高压氧治疗。必要时使用呼吸兴奋药和建立人工气道。心搏骤停者给予心肺脑复苏。

3. 监测 HbCO 的变化

4. 防止并发症

（1）防止脑水肿：可给予20%甘露醇注射液脱水治疗，也可用呋塞米、皮质激素减轻脑水肿。

（2）补充营养，注意水、电解质平衡。

（3）防止肺部感染：选择广谱抗生素。

（4）防止肺水肿及心脏并发症：注意液体的选择与输液速度。

（5）高热患者给予降温处理，可采用人工冬眠和头部降温等，严重者可考虑换血疗法。

5. 支持治疗 可给予维生素、ATP、辅酶 A、脑活素、胞磷胆碱等药物辅助治疗，以促进脑细胞功能恢复，改善脑组织缺氧。

6. 加强基础护理 预防坠积性肺炎、泌尿系感染和压疮发生，昏迷患者按昏迷护理常规护理。

7. 密切观察病情 密切观察患者神志、瞳孔、体温、脉搏、呼吸、血压等生命体征的变化；定期监测实验室检查，如碳氧血红蛋白测定；注意神经系统表现及皮肤、肢体受压部位的损害情况；及时准确记录 24 小时出入液量。

8. 健康教育 针对发生的原因有目的性地进行指导，加强预防一氧化碳中毒的健康教育和急救常识，避免再次发生意外。

四、急性亚硝酸盐中毒

亚硝酸亚与红细胞中的血红蛋白作用，使其中的二价铁氧化成三价铁而生成高铁血红蛋白，红细胞丧失输送氧的能力，造成组织缺氧，出现青紫等一系列中毒症状。

1. 给氧 立即低流量、低浓度吸氧 1～2L/min，保持呼吸道通畅，必要时行气管插管，呼吸机辅助呼吸。

2. 促进毒物排泄 立即催吐、温水洗胃、导泻，以减少毒物吸收。

3. 药物治疗护理 尽快使用特异性解毒药。亚甲蓝 1～2mg/kg 加入 50% 葡萄糖注射液 40～60ml 中静脉注射，或将维生素 C 1～2g 加入 10% 葡萄糖注射液 500ml 中静脉滴注，也可给予利尿药，以促进毒物排出。

4. 症状护理

（1）休克或血压下降时遵医嘱给予抗休克、升压治疗。

（2）呼吸衰竭者遵医嘱给予洛贝林、尼可刹米等呼吸兴奋药。

（3）抽搐、惊厥时遵医嘱给予镇静药。

（4）维持水、电解质及酸碱平衡。

（5）发绀明显者，必要时输新鲜血或红细胞置换治疗。

5. 严密观察病情 监测血氧饱和度的变化，注意患者神志、瞳孔及生命体征变化，观察有无发绀、抽搐等症状，准确记录出入液量，密切观察用药的效果，注意控制亚甲蓝的剂量及注射速度。

6. 健康指导 做好防病宣教工作，如不要进食存放过久的变质蔬菜及亚硝酸盐含量高的腌制食品等。

五、急性酒精中毒

急性酒精中毒指因饮酒过量引起的以神经精神症状为主的中毒性疾病，严重者可累及呼吸、循环系统，导致意识障碍、呼吸和循环衰竭，甚至危及生命。

1. 患者静卧、保暖，避免运动，以防外伤。

2. 中毒 2 小时者，温水催吐法口服洗胃或插胃管洗胃，迅速清除毒物。

3. 吸氧、催醒、静脉注射纳洛酮 0.4 ~ 0.8mg 促进已吸收毒物的排出。

4. 根据医嘱给予补液、利尿、能量合剂等对症治疗。

5. 预防肺水肿、脑水肿、休克、水电解质紊乱、消化道出血等并发症，做好相应护理。

6. 严密观察病情，注意患者神志、瞳孔及生命体征变化，密切观察用药的效果。

7. 昏迷患者加强皮肤与口腔护理，预防感染。酒精中毒患者在未完全清醒前，加强安全防护。

8. 健康指导：饮食应以易消化、清淡为宜。并加强对酗酒危害性的宣教。

六、毒鼠强中毒

毒鼠强又名没鼠命、三步倒、一扫光、王中王，属气体鼠药类，化学名为四亚基二砜四胺，是一种吸收迅速、潜伏期短的中枢神经系统兴奋性杀鼠剂，属剧毒类，目前尚无特效解毒药。急性中毒以抽搐、惊厥症状最为突出。

1. 防止毒物进一步吸收 口服中毒者应尽早催吐、洗胃或导泻。

（1）立即用清水洗胃，胃管应留置 24 小时以上，以便反复洗胃，减少毒物吸收。

（2）同时从胃管内灌入药用炭 50～100g，以吸附残存在胃黏膜皱襞上的毒物。

（3）导泻用 50% 硫酸镁或 20% 甘露醇 500ml。

（4）毒鼠强能通过黏膜迅速吸收，应以生理盐水彻底清洗头发、口腔、鼻腔、有创面的皮肤以及可能沾染毒物的部位。

2. 控制惊厥、抽搐 尽快彻底地控制抽搐是挽救患者生命、提高抢救成功率的关键。连续使用苯巴比妥钠和地西泮，使用苯巴比妥钠的原则是尽早，慢减量，用药时间长，其用法一般为 0.1～0.2g 肌内注射；对于抽搐频繁发作者，必须联用地西泮静脉注射。对于惊厥、抽搐的患者要采取保护措施，防止外伤及坠床。

3. 纠正致死性因素 毒鼠强中毒患者的主要致死原因是呼吸机持续痉挛导致的窒息死亡。应给予吸氧、吸痰，及时清除口、咽部分泌物，保证气道通畅。呼吸衰竭者应用呼吸兴奋药，如洛贝林、尼可刹米、盐酸纳洛酮等，必要时行气管插管，机械通气。

4. 应用解毒药 目前尚无针对毒鼠强的特效解毒药，临床常用二巯丙磺钠及大剂量维生素 B_6 来治疗毒鼠强中毒所致的症状。

（1）二巯丙磺钠：有效控制强直性惊厥，使患者免于因惊厥、抽搐导致呼吸衰竭；

（2）维生素 B_6：大剂量的维生素 B_6 具有解毒、止惊作用。

5. 血液净化疗法 尽早使用，血液灌注最常用，血液透析和血浆置换均有效。根据毒鼠强的"反跳"现象，血液净化应多次重复进行。

6. 支持疗法与脏器功能保护 遵医嘱采取静脉补液、抗感染等措施。重者需静脉滴注 20% 甘露醇及地塞米松，预防脑水肿，补充血容量，维持血压，预防应激性溃疡，对症支持治疗等。

7. 病情观察 密切观察患者的神志、瞳孔、体温、呼吸、心率、血压及尿量情况，并准确记录。

8. 健康指导 加强营养，给予高热量、高蛋白、易消化的饮食。对有自杀倾向的患者做好心理护理，防止发生意外，并加强毒物管理。

七、急性强酸、强碱类中毒

临床上常见的强酸中毒多为硫酸、硝酸、盐酸等，常见的强碱类中毒为氢氧化钾、氢氧化钠、氢氧化氨、氢氧化钙等。

1. 呼吸道吸入者，立即将中毒者移离中毒环境，对有喉头水肿、呼吸困难者，给予吸氧，严重者行气管切开，呼吸机辅助呼吸。

2. 口服中毒者，首选用牛奶、蛋清、豆浆、植物油等口服以保护胃黏膜。禁止洗胃、催吐和口服碳酸氢钠溶液中和酸性物质。

3. 皮肤烧灼者，立即脱去污染衣物，接触部位用大量清水充分冲洗 $20 \sim 30$ 分钟，局部给予4%碳酸氢钠溶液或肥皂水中和酸性物质，5%醋酸溶液或2%硼酸溶液中和酸性物质。创面可用抗酸或抗碱软膏涂抹包扎。加强创面护理，防止创面感染。

4. 眼睛灼伤者，立即用大量清水或生理盐水冲洗，可的松及抗生素眼药水交替滴眼，必要时可用0.5%丁卡因滴眼止痛。

5. 预防并发症，对症处理

（1）止痛：遵医嘱给予哌替啶 $50 \sim 100mg$ 皮下或肌内注射。

（2）防止休克：开放静脉通道，维持循环，纠正电解质紊乱。

（3）防止肺水肿：根据医嘱应用肾上腺皮质激素、利尿药等。

（4）预防感染：应用抗生素，保护肝、肾功能。

（5）营养支持：可给予胃肠外静脉高营养。

（6）手术治疗：对并发大出血、有明确证据的食管和腹腔内脏穿孔、腹膜炎均应急诊手术探查；对于食管狭窄早期行食管扩张效果不佳者可行重建术。

6. 密切观察病情变化，注意患者神志及生命体征变化，密切观察用药的效果。

7. 加强皮肤、眼、口腔等基础护理。

8. 加强心理护理，进行有针对性的心理疏导，给予积极的心理支持。

第五章　老年人心血管疾病急救护理

第一节　心肌梗死

一、概述

心肌梗死是指在冠状动脉病变的基础上，冠状动脉的血流中断，使相应的心肌出现严重而持久的急性缺血，最终导致心肌缺血性坏死。

多数是冠状动脉粥样硬化、斑块或在此基础上形成血栓，造成血管管腔堵塞。

二、护理措施

1. 心理护理　老年人要保持舒畅愉快的心情，消除各种紧张恐惧的心理，注意控制情绪，不要激动。并避免过度劳累、受凉感冒等，以防诱发心绞痛和心肌梗死

2. 急性期绝对卧床休息　发病急性期应完全卧床休息 3~7 天，老年人的日常生活由护理员帮助解决，要避免老年人不必要的翻动，并限制探视，防止情绪波动。休养环境应安静、舒适、整洁、室温合适。从第二周开始，鼓励非低血压者在床上做四肢活动，防止下肢血栓形成。两周后可扶老年人坐起，病情稳定者可逐步离床，在室内缓步走动，对有并发症者应适当延长卧床时间。

3. 避免肢体血栓形成及便秘　对于卧床时间较长的老年人应定期做肢体被动活动，避免肢体血栓形成。由于卧床及环境、排便方式的改变，容易引起老年人便秘。提醒老年人排便时忌用力过度，以防用力排便增加心脏负荷、加重心肌缺氧而危及生命。要保持大便通畅，便秘时给予开塞露或轻缓泻剂帮助通便，便

前口含硝酸甘油片或异山梨酯等。

4. 饮食宜清淡 要吃易消化、产气少、含适量维生素的食物，如青菜、水果、豆制品等。每天保持必需的热量和营养，少食多餐，避免因过饱而加重心脏负担，忌烟、酒少吃含胆固醇高的食物，如动物内脏、肥肉、巧克力等，心功能不全和高血压者应限制钠盐的摄入，同时记录出入液量。

5. 紧急处理

（1）心绞痛和心肌梗死一旦发生，首先让老年人安静平卧或坐着休息，不要再走动，更不要慌忙搬动老年人，立即含服硝酸甘油。

（2）如果含服硝酸甘油不见效而疼痛未减轻时，应观察老年人脉搏是否规律，若有出冷汗、面色苍白和烦躁不安加重的情况，应安慰老年人，使之镇静，去枕平卧，测量血压。

（3）及时报告医生和护士，如老年人发生心脏突然停跳，马上进行胸外心脏按压及人工呼吸。

6. 警惕不典型的发病表现 有时心绞痛或心肌梗死的症状很不典型，有的老年人出现反射性牙痛，也有的先发生胃痛。遇到这种情况，护理员必须提高警惕。凡有冠心病病史的老年人，均不可忽视，尽早就医诊治。在病情平稳恢复期要防止老年人过度兴奋，保持稳定的情绪和适量的体力活动，防止病情反复。

7. 对症护理

（1）疼痛老年人绝对卧床休息，注意保暖，并遵医嘱给予老年人解除疼痛的药物，如硝酸异山梨酯，严重者可选用吗啡等。

（2）心源性休克时应将老年人头部及下肢分别抬高 30～40cm，给予高流量吸氧，密切观察生命体征、神志、尿量，必要时留置导尿管观察每小时尿量，保证静脉输液通畅。做好老年人的皮肤和口腔护理，按时翻身，做好 24 小时监测记录。

8. 健康指导

（1）积极治疗高血压、糖尿病等疾病。

（2）合理调整饮食，适当控制进食量，禁忌刺激性食物及烟、酒，少吃胆固醇含量较高的食物。

（3）避免各种诱发因素，如紧张、劳累、情绪激动、便秘、感染等。

（4）劳逸结合，当病程进入康复期后可适当进行康复锻炼，锻炼过程中应注意观察有无胸痛、心悸、呼吸困难、脉搏加快，甚至心律、血压及心电图的改变，一旦出现应停止活动，并及时就诊。

（5）遵医嘱按时服药，随身常备硝酸甘油等扩张冠状动脉的药物。

第二节　重症心律失常

一、概述

重症心律失常是指各种原因所致的心脏激动的起源、频率、节律、传导速度与顺序的任何一项异常并引起血流动力学明显障碍的心律失常。它可发生在原有心律失常的基础之上或突然发生，是临床常见的急危重症。重症心律失常多与某些心脏病或危重症同时伴发，对患者的生命构成威胁，因此，需要及时辨认和紧急处理。

心律失常有多种分类方法，因重症心律失常可引起明显的血流动力学障碍，按其发作时心率的快慢分为快速性和缓慢性两大类，更便于临床快速识别。

（一）快速性心律失常

1. 期前收缩　室性期前收缩（频发、多源、成对、联律、R-on-T 型）。

2. 心动过速　阵发性室上性心动过速、室性心动过速（持续性、双相性、多形性）。

3. 扑动与颤动　心房扑动、心房颤动、心室扑动、心室颤动。

（二）缓慢性心律失常

1. 起搏障碍　严重的窦性心动过缓、窦性停搏。

2. 传导阻滞　二度Ⅱ型房室传导阻滞、高度房室传导阻滞、三度房室传导阻滞、三分支传导阻滞。

凡能导致心脏起搏或传导功能障碍的因素均可引起心律失常，如心肌缺血缺氧、炎症、纤维化、心脏扩大及电解质紊乱、药物副作用、麻醉、外科手术等。可分为心脏病和非心脏病两大类，前者包括冠状动脉硬化性心脏病，尤其是急性心肌梗死或急性缺血时、风湿性心脏病、高血压性心脏病、各种心肌病、心肌炎、二尖瓣脱垂、先天性心脏病、家族性 Q－T 间期延长综合征及心包疾病；后者包括甲状腺功能亢进、肺栓塞、慢性阻塞性肺部疾患、低血钾、低血镁、抗心律失常药如奎尼丁、普鲁卡因胺、胺碘酮等及麻醉、手术均可诱发心律失常。

二、护理措施

1. 协助患者取舒适卧位。如出现血压下降、休克时取休克卧位。出现意识丧失、抽搐时取平卧位，头偏向一侧，防止分泌物流入气管引起窒息。

2. 吸氧，持续心电监护，严密监测心率、节律变化，必要时护士床边守护。

3. 建立静脉通道，根据医嘱合理用药。

（1）严格掌握药物剂量、注射途径和注射时间。

（2）严密观察药物作用及副作用，并注意患者的个体差异。

（3）必须在监护或密切观察心电图的情况下使用抗心律失常药物。

4. 床旁准备除颤仪、临时起搏器等各种抢救仪器及急救药物，处于备用状态。

5. 如患者出现心室颤动、心脏停搏，应马上进行电复律和心肺脑复苏术。

6. 饮食给予低脂清淡饮食，多食蔬菜、水果，忌饱餐和刺激性食物，戒酒。

7. 做好心理护理和健康指导，消除忧虑和恐惧情绪，发作时绝对卧床休息，以减少心肌耗氧量和对交感神经的刺激。

第三节　高　血　压

一、概述

原发性高血压是指原因不明，以动脉收缩压和舒张压增高为特征，常伴有心、脑、肾等器官病理性改变的全身性疾病。收缩压大于（等于）21.3kPa（160mmHg）和（或）舒张压大于（等于）12kPa（90mmHg）者为高血压。

1. 致病因素

（1）家族史

（2）生活习惯及饮食摄入过多钠盐、大量饮酒、肥胖。

（3）脑力劳动、紧张工作。

2. 护理措施

（1）准确测量血压：定时、定部位测量血压，测量前老年人需静坐或静卧30分钟。

（2）如发现老年人血压急剧升高，同时出现头痛、呕吐等症状时，应考虑发生高血压，立即通知医师并让老年人出现卧床、吸氧，如老年人出现抽搐、躁动等，则应注意安全，防止发生意外。

（3）对症护理

①当老年人出现明显头痛、颈部僵直感、恶心、颜面潮红或脉搏改变等症状时，养老护理员应让老年人保持安静，并设法去除各种诱发因素。

②对有失眠或精神紧张者，在心理护理的同时遵医嘱给予药物治疗。

③对有心、脑、肾并发症老年人应严密观察血压波动情况，详细记录出入液量，做好心率、呼吸、神志等方面的监测。

（4）一般护理

①早期高血压病老年人宜适当休息，避免过度紧张。对血压较高、症状明显或伴有脏器损害者应充分休息。通过治疗血压稳定在一般水平、无明显脏器功能损害者，除保证足够的睡眠外可适当参加力所能及的工作，并提倡适当的体育活动，如散步、做操、打太极拳等，不宜长期静坐或卧床。

②饮食应适当控制钠盐及动物脂肪的摄入，避免高胆固醇食物。多食富含维生素、蛋白质的食物，适当控制食量和总热量，以清淡、无刺激的食物为宜，忌烟酒。

③心理护理，了解老年人的性格特征和有无引起精神紧张的心理社会因素，

根据老年人不同的性格特征给予心理指导，训练自我控制能力；同时指导老年人亲属要尽量避免可能导致老年人精神紧张的因素，尽可能减轻老年人的心理压力。

3. 健康指导

（1）广泛宣传高血压的有关知识，合理安排生活，注意劳逸结合，定期测量血压。

（2）向老年人及家属说明高血压病需坚持长期规则治疗和保健护理的重要性，保持血压接近正常水平，防止对脏器的进一步损害。

（3）提高老年人的社会适应能力，维持心理平衡，避免各种不良的刺激。

（4）注意饮食的控制与调节，减少钠盐、动物脂肪的摄入，忌烟酒。

（5）保持大便通畅，必要时服用缓泻剂。

（6）适当参与运动。

（7）定期随访，高血压持续升高或出现头晕、头痛、恶心等症状时，应及时就医。

二、高血压危象

高血压危象因紧张、疲劳、寒冷、嗜铬细胞瘤发作、突然停服降压药等诱因，小动脉发生强烈痉挛，血压急剧上升，影响重要脏器血液供应而产生危机症状。在高血压早期与晚期均可发生。危象发生时，出现头痛、烦躁、眩晕、恶心、呕吐、心悸、气急及视物模糊等严重症状以及伴有动脉痉挛累及相应的靶器官缺血症状。

1. 按急诊抢救患者一般护理常规。

2. 半卧位，吸氧，保持呼吸道通畅。

3. 建立静脉通道，遵医嘱准确应用药物。

（1）迅速降压：一般采用硝酸甘油、硝普钠、乌拉地尔静脉给药，将血压控制在 160/100mmHg 较为安全，不必急于将血压完全降至正常。

（2）控制抽搐：躁动、抽搐者给予地西泮、苯巴比妥钠等镇静药肌内注射。

（3）降低颅内压：给予脱水药甘露醇和利尿药呋塞米静脉注射，以减轻脑水肿。

4. 动态监护血压及心电图，每 15～30 分钟测量一次生命体征，密切观察神志、血压、心率变化，观察头痛、呕吐症状有无改善，观察药物的疗效、不良反应，随时调整药物剂量，记录 24 小时尿量。

5. 做好心理护理和生活护理，去除紧张情绪，避免诱发因素。

6. 防止并发症，防止脑出血、眼底出血、心力衰竭、肾衰竭，做好对症处理。

7. 指导患者保持情绪稳定，饮食宜清淡，禁食刺激性食物，限制钠盐的摄入，保持大便通畅，排便时避免过度用力。

第四节　心力衰竭

心力衰竭是指在有适量静脉血回流的情况下，由于心肌收缩力下降，心室舒张受损或排血受阻，使心排血量不足以维持机体代谢需要的一种综合征。

一、诱因

1. 急性感染　特别是呼吸道感染。

2. 身心过劳　体力劳动过度、情绪激动、环境气候的急剧变化等。

3. 循环血量的增加或锐减　如输液过多过快、失血、严重脱水等。

4. 严重心律失常

二、临床表现

早期症状不明显，可出现心慌、面色苍白、乏力、活动能力降低等。

1. 左心功能不全　肺循环淤血的表现如下。

（1）劳力性气促和阵发性夜间呼吸困难是左心衰竭的早期症状。

（2）咳嗽，咳痰呈白色泡沫样，有时呈粉红色泡沫样。

2. 右心功能不全　体循环淤血的表现为颈静脉充盈、肝肿大、水肿等右心

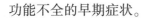

功能不全的早期症状。

三、护理措施

1. 休息、减轻焦虑　根据心功能受损程度而定。心功能一级，老年人应适当休息，保证睡眠，注意劳逸结合。心功能二级，应增加休息，但能起床活动。心功能三级，限制活动，增加卧床休息时间。心功能四级，卧床休息，原则上以不出现症状为限。

2. 调整饮食　对于高维生素、低热量、少盐、少油、富有钾、镁及适量纤维素的食物，宜少量多餐，避免刺激性食物，对少尿老年人应根据血钾水平（化验检查）决定食物中含钾量。

3. 吸氧　按循环系统疾病护理常规。

4. 保持大小便通畅

5. 预防并发症　为老年人定时翻身，保持床单整洁、干燥，防止压疮的发生。呼吸困难者易发生口干和口臭，应加强口腔护理。

6. 病情观察

（1）注意观察有无劳力性或夜间阵发性呼吸困难等早期心衰的临床表现，如发现老年人心率加快、乏力、尿量减少，应及时与医生联系。

（2）定时测量脉搏、血压、呼吸，危重老年人应持续监测。

（3）输液中应根据老年人的血压、心率、呼吸情况，严格控制输液滴速，每分钟 20～30 滴，急性肺水肿者应控制在每分钟 15～16 滴。

（4）观察并记录 24 小时出入液量。

7. 对症护理

（1）呼吸道感染者注意保暖，保持室内空气新鲜，定时翻身、拍背，鼓励老年人咳痰。

（2）为预防栓塞，应鼓励老年人做床上肢体活动或被动运动，当老年人的肢体出现肿胀时，应及时检查报告。

第五节　心　绞　痛

心绞痛和急性心肌梗死属常见冠心病的两种类型，绝大多数由冠状动脉粥样硬化引起的管腔狭窄或闭塞，导致局部心肌灌注不足。可逆性心肌缺血为心绞痛，持久而严重的心肌缺血发展为心肌坏死，则为心肌梗死。

1. 心绞痛临床特点

（1）疼痛部位：常见于胸骨中段或上段之后，其次为心前区，可放射至颈、咽部、左肩与左臂内侧。

（2）性质：突然发作的胸痛，常呈压榨、紧闷、窒息感，常迫使患者停止原有动作。

（3）持续时间：多在1~5分钟内，很少超过15分钟。

（4）诱发因素：疼痛多发生于体力劳动、情绪激动、饱餐、受寒等情况。

（5）缓解方式：休息或含服硝酸甘油后几分钟内缓解。

（6）体征：发作时老年人面色苍白、出冷汗、气短或有濒死恐惧感，有时可出现血压波动或心律、心率的改变。

2. 护理措施

（1）按心血管系统疾病护理常规。

（2）对症护理：老年人主要表现为疼痛，应立刻休息、停止活动、舌下含服硝酸甘油，必要时给予适量镇静剂，并在发作期给予吸氧。

（3）一般护理

①休息：心绞痛发作时应立即就地休息、停止活动。

②调整饮食：给予高维生素、低热量、低脂肪、低胆固醇、适量蛋白质、易消化的清淡饮食，少量多餐，避免过饱及刺激性食物与饮料，禁烟酒，多吃蔬菜、水果。

③保持大便通畅见循环系统疾病护理常规。

④保持室内环境安静、空气清新。

第六章　老年人呼吸系统疾病急救护理

第一节　急性呼吸窘迫综合征

急性呼吸窘迫综合征（ARDS）是指由心源性以外的各种肺内、外致病因素导致的急性、进行性呼吸衰竭。主要的病理特征为由于肺微血管通透性增高，肺泡渗出富含蛋白质的液体，进而导致肺水肿和透明膜形成，可伴有肺间质纤维化。病理生理改变以肺容积减少，肺顺应性降低和严重通气/血流比例失调为主。临床表现为呼吸窘迫和顽固性低氧血症，肺部影像学表现为非均一性的渗出性病变。

1. 病情观察

（1）观察患者的呼吸频率、节律、深度及有无发绀和意识状态的改变。

（2）监测生命体征，尤其是血压和心率的变化。

2. 体位　立即协助患者采取坐位或半坐位，有利于正常呼吸。

3. 氧疗　迅速纠正缺氧是抢救 ARDS 最重要的措施。一般需高浓度给氧，使 $PaO_2 > 60mmHg$ 或 $SaO_2 > 90\%$。但通常的鼻塞或面罩吸氧难以纠正缺氧状态，必须及早应用机械通气。

4. 机械通气　机械通气能减少呼吸做功，使呼吸窘迫改善。应用呼气末气道内正压（PEEP）或持续气道内正压，使患者吸气及呼气均保持在大气压以上，增加呼气末肺容量，避免呼气末肺泡及小气道闭陷，减轻肺泡水肿的形成或进一步恶化，从而改善弥散功能和通气/血流比例，减少肺内分流，达到改善氧合功能和肺顺应性的目的。使用 PEEP 应保证有足够血容量。

5. 药物治疗护理

（1）维持体液平衡：①每日液体入量应限制在 1500～2000ml；②适当使用

利尿药，如呋塞米，加速水肿液排出，或一旦出现血容量过度负荷，应改善心肺功能；③ARDS 因早期由于毛细血管通透性增加，胶体可渗至肺间质，所以在早期不宜输胶体液。

（2）肾上腺糖皮质激素：可用甲泼尼龙或地塞米松。其作用是：①阻止白细胞和血小板聚集，黏附及微血栓形成；②增加肺泡表面活性物质的合成；③稳定溶酶体膜；④提高组织抗缺氧能力；⑤缓解支气管痉挛及抑制后期的纤维化。

（3）补充营养：ARDS 处于高代谢状态，能量消耗增多，一般成年人供给热量为 20~40kcal。其中蛋白质每日应 ≥1~3g/kg；脂肪在摄入的营养中应占 20%~30%。以免脂肪不足，加重蛋白质分解；其余则为葡萄糖。可通过鼻饲或全胃肠外营养予以补充。

第二节　急性肺水肿

急性肺水肿是由于肺毛细血管压急剧升高，体液漏至肺间质和肺泡所致，多见于急性左心功能不全患者。患者突然出现严重呼吸困难、端坐呼吸、烦躁不安、面色灰白、发绀、皮肤湿冷、大汗淋漓并频繁咳嗽，咳粉红色泡沫样痰。听诊双肺满布湿性啰音或哮鸣音。

1. 紧急处理

（1）体位：立即协助患者取端坐位，双下肢下垂，以减少回心血量。

（2）给氧：给予高流量鼻管吸氧，必要时给予面罩呼吸机持续加压或双水平气道正压给氧，使肺泡内压增加，一方面可以使气体交换加强，另一方面可以对抗组织液向肺泡内渗透。

2. 建立静脉通道，遵医嘱准确及时给予镇静、强心、利尿、血管扩张药。

（1）镇静：静脉缓慢注射吗啡 5~10mg，不仅可以使患者镇静，减少躁动所带来的额外的心脏负担，同时也具有小血管舒张的功能而减轻心脏的负荷。必要时间隔 15 分钟可重复 2~3 次。老年患者可酌情减量或改为皮下注射。

（2）快速利尿：呋塞米 20~40mg 静脉推注，于 2 分钟内推完，10 分钟内起效，可持续 3~4 小时，4 小时后可重复 1 次。除利尿作用外，本药还有静脉扩张作用，有利于肺水肿缓解。

（3）扩张血管：应用硝酸甘油或硝普钠缓慢静脉滴注，最好用输液泵控制滴数，严密监测血压变化，防止低血压的发生，用硝普钠应现配现用，避光滴注。

（4）强心：毛花苷C（西地兰）0.2～0.4mg 稀释后缓慢静脉推注。

3. 四肢轮流结扎止血带降低前负荷：应用血压计袖带，充气压应低于舒张压10mmHg，以保证动脉血通过而又能阻止静脉血回流，每隔15～20分钟放松一侧肢体，轮流加压。

4. 密切观察患者面色、神志、心率、血压、尿量等变化并做好记录。

5. 心理护理和健康教育：指导患者深呼吸、放松身心，稳定患者情绪。告知患者绝对卧床休息，禁食、禁烟、禁酒，保证充足睡眠和休息，指导患者和家属不得随意调节输液速度。

第三节　慢性肺源性心脏病

一、概述

慢性肺源性心脏病是由于肺、胸廓或肺动脉血管慢性病变所致的肺循环阻力增加，肺动脉高压，进而使右心肥厚、扩大，甚至发生右心衰竭的心脏病。

慢性肺源性心脏病发展缓慢，临床上除原有肺、胸疾病的各种症状和体征外，主要为逐步出现肺、心功能衰竭以及其他器官损害的征象。

功能代偿期老年人都有慢性咳嗽、咳痰或哮喘史，逐步出现乏力、呼吸困难。体检时有明显肺气肿表现，包括桶状胸，颈静脉有轻度怒张，但静脉压并无明显增高。功能失代偿期肺组织损害严重引起缺氧、二氧化碳潴留，并可导致呼吸和（或）心力衰竭。

二、护理措施

肺心病的特点是急、重、反复发作，经过多次住院治疗，造成了老年人及家属思想、精神和经济上的负担，因此加强心理护理，提高老年人对治疗的信心，积极配合医疗十分重要。同时本病病情复杂多变，必须加强监护，严密观察病情变化。

（1）观察病情：①密切观察老年人神志、尿量、血压、心率、心律、呼吸节律、频率、深浅以及有无发绀、水肿等变化，并将观察结果及时记录。②严格遵医嘱使用各类药物，注意药物作用和副作用；慎用镇静、安眠药。

（2）保持呼吸道通畅：翻身、叩背清除呼吸道分泌物，保持呼吸道通畅是改善通气功能的有效措施，鼓励老年人咳嗽、排痰、更换体位。

（3）遵医嘱严格控制静脉输液量和滴速，并做好各种护理记录。

（4）休息与活动：适当卧床休息，避免劳累和情绪激动，以减轻心脏负担；讲究个人卫生，戒烟，适量参加活动，增强体质，提高抵抗力，减少感冒和各种呼吸道疾病的发生。

（5）注意饮食：嘱咐老年人不要饱食，遵医嘱限制钠盐摄入，避免诱发心力衰竭。

第四节 呼吸衰竭

一、概述

呼吸衰竭指是由各种原因引起的肺通气或换气功能严重障碍，以及不能进行有效的气体交换，导致缺氧，伴或不伴二氧化碳潴留，从而引起一系列生理功能和代谢紊乱的临床综合征。一般来说动脉血氧分压低于 60mmHg，动脉血二氧化碳分压大于 50mmHg，为呼吸衰竭。

二、护理评估

1. 评估患者既往基础疾病的情况，有无慢性支气管炎、支气管哮喘、支气管扩张、肺结核、慢性阻塞性肺气肿等病史。

2. 评估患者神志、血压、呼吸、脉搏、体温、皮肤颜色、尿量和粪便颜色等，有无休克、肺性脑病、消化道出血等。

3. 观察各类药物的作用和不良反应。

4. 评估机械通气患者的缺氧程度和通气效果；监测动脉血气分析和各项化验指数变化。

5. 评估患者的心理状态及社会支持情况。

三、护理措施

1. 急性呼吸衰竭时要卧床休息，慢性呼吸衰竭代偿期可适当下床活动。

2. 给予营养丰富，易消化的饮食。

3. 给予持续低流量吸氧，流量为 1～2L/min。

4. 准确记录 24 小时出入量，注意电解质紊乱。

5. 做好皮肤护理，定时翻身，防止压疮发生。

6. 对于烦躁不安或出现昏迷的患者要注意安全，必要时专人护理或加床档以防坠床。

7. 协助患者拍背排痰，必要时予以吸痰。

8. 病情危重者做好抢救准备，如吸痰器，气管切开，呼吸机等。

第五节　　支气管哮喘

一、概述

支气管哮喘是一种以嗜酸性粒细胞和肥大细胞反应为主的气道变应性炎症和气道高反应性为特征的疾病，导致易感者发生不同程度的可逆性广泛性气道阻塞的症状。

1. 密切观察血压、脉搏、呼吸、神志、发绀和尿量等情况。

2. 评估各类药物的作用和副作用。

3. 了解患者哮喘复发的病因和过敏源，避免诱发因素。

4. 评估有无哮喘发作的先兆症状，如鼻咽痒、咳嗽、打喷嚏、流涕、胸闷等症状。

二、护理措施

1. 常规护理

（1）卧床休息，抬高床头使患者取半坐卧位。

（2）饮食护理，给予低盐、高维生素清淡饮食，禁食过敏性的食物，如鱼、虾等，多饮水。

（3）心理疏通，精神安慰，减轻患者精神紧张的心情。教会患者学会各种放松技术。

（4）加强夜间巡视，保持室内温度相对恒定。

2. 专科护理

（1）遵医嘱补液以纠正脱水和降低痰的黏稠度。

（2）改善通气，使用支气管舒张剂、蒸气氧疗，雾化吸入等治疗。教会患者正确使用吸入器，遵医嘱给予沙丁胺醇和普米克令舒等气道给药并注意观察毒副作用。

3. 病情观察

（1）观察生命体征及病情变化，观察痰的颜色、量、黏稠度，监测动脉血气分析结果、肺动脉指标。

（2）观察有无伤风、鼻痒、咳嗽等哮喘的先兆症状，立即与医生取得联系并采取措施。

（3）观察呼吸困难的程度，有无窒息感、胸闷、不能平卧等呼吸、循环衰竭的表现。

三、健康指导

1. 环境 保持空气流通、新鲜、温度及湿度适宜，可适当加大湿度，房间内不宜布置花草、地毯，避免接触和吸入刺激性气体，枕头不宜填塞羽毛，以免引起哮喘发作。

2. 饮食指导

（1）给予低盐、高维生素等高营养的清淡饮食，减少过敏源过敏物的接触。

（2）多饮水，少食油腻食物，禁食过敏性的食物，如鱼、虾等。

3. 日常活动

（1）加强身体锻炼，提高御寒能力，如游泳、气功、太极拳等，注意生活规律，避免过度疲劳。

（2）休息与活动的标准，告知患者呼吸平稳没有咳嗽或喘息，峰流速值在 80%～100% 时可工作和活动，有咳嗽、喘息、胸闷或夜间被扰醒，峰流速值在 60%～80% 时尽量卧床休息，并且根据需要用药。

4. 心理指导

（1）在发作期要保持情绪稳定，使用各种缓解心理压力的心理学技术，如深呼吸技术、放松技术等，避免精神过度紧张、恐惧，情绪激动等诱发或加重哮喘发作的心理状态。

（2）在缓解期避免产生侥幸心理，自动放弃治疗而产生不良后果。

5. 医疗护理措施的配合

（1）认识和避免特定的哮喘触发因素。

（2）控制、预防哮喘发作的用药剂量及药物性能。

（3）患者哮喘加重时应采取有效措施。

（4）正确使用峰流速仪（PEFR）监测，记录峰流速的变化。峰流速值在个人最佳值的 60%～90%，提示患者有轻度哮喘的存在；变异率在 20%～30%，提示可能有哮喘急性发作，需暂时增加用药，特别是快速缓解症状，吸入 β_2 激动剂。

（5）告知患者哮喘发作的前期症状，如咳嗽加重、胸闷、呼吸困难，一旦出现立即与医生联系。

（6）告知患者哮喘快速缓解药物应用次数、剂量。

（7）记录哮喘日记的意义及方法。

（8）吸入药物的种类及使用方法。

（9）明确医疗与护理中的长期协作伙伴关系，并建立有关的通讯联系。

第七章　老年人消化系统疾病急救护理

第一节　急性上消化道出血

一、概述

急性上消化道出血是指曲氏韧带（Treitz）以上的消化道包括食管、胃、十二指肠、胆道及胰管的急性出血，胃空肠吻合术后的空肠上段出血也包括在内。大量出血是指短时间内出血量超过 1000ml 或达血容量的 20% 的出血。急性上消化道出血为临床常见急症，以呕血、黑粪为主要症状，常伴有血容量不足的临床表现。

引起急性上消化道出血的病因很多，可分为以下几类，临床上最常见的病因是消化性溃疡，其次是肝硬化、食管胃底静脉曲张破裂与急性胃黏膜病变，三者占急性上消化道出血的 2/3 以上。

急性上消化道出血的临床表现取决于出血的量与速度，并与引起出血病变的性质、部位及全身状态密切相关。

1. 呕血与黑便　是急性上消化道出血的主要症状，呕血必伴有黑粪，而黑粪未必伴有呕血。病变在幽门以上，特别是当出血量较多者常表现为呕血；病变在幽门以下者，如短期内大量出血血液反流入胃，也可引起呕血；如果出血量少而缓慢，则单纯表现为黑粪。

呕血的颜色取决于出血量和血液在胃内停留的时间，如出血量多，在胃内停留时间短，则呈暗红色或鲜红色。若出血量少，在胃内停留时间长，由于血红蛋白经胃酸作用转变为正铁血红素，则呕吐物可呈咖啡样。黑粪的颜色取决于出血的速度与肠道蠕动的快慢。如果出血量少，血红蛋白分解的铁在肠道内与硫化物结合生成硫化铁，并刺激肠黏膜分泌黏液而使粪便呈柏油样黑便；若出血量大，肠蠕动快，血液在肠道内停留的时间短，可排出暗红色的粪便，与下消化道出血易混淆。

2. 失血性周围循环衰竭　急性周围循环衰竭是急性失血的后果，其程度的轻重与出血量及速度有关。少量出血可因机体的自我代偿而不出现临床症状。中等量以上出血常表现为头晕、心悸、口渴、冷汗、烦躁及昏厥；体检可发现面色苍白、皮肤湿冷、心率加快、血压下降。大量出血者可在黑粪排出前出现晕厥与休克，应与其他原因引起的休克鉴别。老年人大量出血可引起心、脑方面的并发症，应引起重视。

3. 失血性贫血　急性上消化道出血量较大时，多数患者颜面苍白，呈贫血样外貌，同时可见睑结膜、口唇黏膜以及甲床也呈现为不同程度的苍白，为急性失血性贫血所致。

4. 氮质血症　上消化道出血后常出现血中尿素氮升高，24～28小时达高峰，一般不超过14.3mmol/L（40mg/dl），3～4天降至正常。若出血前肾功能正常，出血后尿素氮浓度持续升高或下降后又再升高，应警惕继续出血或止血后再出血的可能。

5. 发热　上消化道出血后，多数患者在24小时内出现低热，但一般不超过38.5℃，持续3～5天降至正常。

二、护理措施

1. 紧急处理

（1）患者绝对卧床休息，采取平卧位，并将下肢略抬高，注意保暖，保持安静。

（2）保持呼吸道通畅：呕吐时头偏向一侧，必要时用负压吸引器清除呼吸道分泌物、血液或呕吐物，防止窒息或误吸。

（3）给予氧气吸入2～4L/min。

（4）配合医生迅速、准确的实施输血、输液、各种止血治疗等措施。

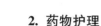

2. 药物护理

（1）输液开始宜快，必要时测定中心静脉压作为调整速度和输液量的依据。避免因输液、输血过多、过快而引起急性肺水肿，对老年人和心肺功能不全者尤为注意。

（2）血管升压素可引起腹痛、血压升高、心律失常、心肌缺血，甚至心肌梗死，故静脉滴注速度应准确，并严密观察不良反应。

（3）肝病患者忌用吗啡、巴比妥类药物；宜输新鲜血，以免诱发肝昏迷。

（4）准备好急救药物和用物，如三腔双囊管等。

3. 病情观察

（1）观察患者生命体征，尤其是心率、血压的变化。

（2）观察患者症状，有无烦躁不安、面色苍白、皮肤湿冷、四肢冰凉等微循环灌注不足的表现。

（3）监测每小时尿量，观察呕吐物和粪便的性质、颜色和量，并记录24小时出入液量。

4. 饮食护理　急性大出血伴恶心、呕吐时禁食。少量出血无呕吐者，可进温凉、清淡流食，尤其适用于因消化性溃疡引起的上消化道出血，因禁食可减少胃蠕动并可中和胃酸，促进溃疡愈合。

5. 心理护理　关心、安慰患者，帮助消除不良情绪，呕血或解黑粪后及时清除血迹、污物，以减少对患者的不良刺激。

6. 健康教育　生活有规律，合理饮食，劳逸结合，避免过度劳累和精神紧张，保证身心休息，帮助患者及家属掌握有关疾病的病因、诱因及预防，指导患者学会识别出血征象，如有黑粪、上腹痛应及时就诊，排便次数多者注意肛周皮肤清洁及保护，避免粪便刺激，损伤肛周皮肤，引起糜烂和感染。

第二节　急性胰腺炎

急性胰腺炎是多种病因导致胰酶在胰腺内被激活后引起胰腺组织自身消化、水肿、出血甚至坏死的炎症反应。临床以急性上腹痛、恶心、呕吐、发热和血胰淀粉酶增高等为特点。

1. 按急诊抢救患者一般护理常规

2. 休息与体位 急性期卧床休息，协助患者取半卧位，以减轻疼痛。

3. 饮食护理 禁食、禁水，遵医嘱给予持续胃肠减压，保持引流管通畅，记录引流量、颜色及性状，做好口腔护理。

4. 建立静脉通道，遵医嘱应用药物。

（1）营养支持：早期给予完全肠外营养，待病情稳定、胃肠功能基本恢复后，逐步向肠内营养过渡；维持水、电解质平衡。

（2）抗菌药物：遵医嘱使用抗生素、预防胰腺坏死合并感染。

（3）抑制胰腺分泌及抗抑酶疗法：抑肽酶能抑制胰蛋白酶合成，生长抑制素能有效抑制胰腺的分泌。

（4）镇痛和解痉：遵医嘱给予解痉药，以松弛 Oddi 括约肌痉挛；对腹痛较重患者遵医嘱给予止痛药。勿用吗啡，以免引起 Oddi 括约肌痉挛。

5. 病情观察

（1）若患者发生神志改变、体温升高、血压下降、呼吸急促、发绀、心率增快、心律失常、面色苍白、尿量减少等表现，及时告知医生，并积极配合抢救。

（2）注意观察患者腹痛的部位、程度、性质、持续时间以及伴随症状。

（3）频繁恶心、呕吐、腹泻者，注意观察呕吐物及粪便的量及性状。注意有无水、电解质紊乱的表现，准确记录 24 小时出入液量。

6. 心理护理 由于发病突然，病情重，患者易产生恐惧、紧张的心理，应多与患者沟通，安慰患者，消除患者紧张、恐惧心理，树立战胜疾病的信心。关心和鼓励患者，增强治疗信心。

7. 健康指导 介绍疾病相关知识，给予饮食指导，讲述饮食与本病的关系，养成规律进食的习惯，戒烟、限酒，避免高脂肪饮食及暴饮暴食，预防复发；遵医嘱服药，坚持治疗；注意有无腹部疼痛等不适，不适时及时就诊；保持良好的心情，避免举重物和过度劳累，以利于疾病的康复。

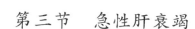

第三节　急性肝衰竭

急性肝衰竭是由于各种病因引起的短期内肝细胞坏死，肝功能急剧、进行性减退而出现的临床综合征。临床表现为黄疸进行性加重、肝臭、出血、脑水肿、肝性脑病、脑疝、肝肾综合征、凝血酶原时间延长、胆碱酯酶下降、转氨酶升高、血清胆红素升高等。

1. 休息与体位　绝对卧床休息，注意安全防护，防止坠床等意外发生，昏迷患者应采取平卧位，头偏向一侧以防舌后坠；脑水肿的患者可取头高足低位；腹水的患者可取半卧位；定时翻身，防止压疮。

2. 饮食护理　给予低盐、低脂、高热量、清淡新鲜易消化的食物，戒烟酒，忌辛辣刺激性食物，可进流质和半流质饮食，少量多餐。有腹水和肾功能不全患者应控制钠盐摄入量，避免进食高蛋白饮食，有肝性脑病先兆者，忌食蛋白，防止血氨增高而致昏迷，有消化道出血者应禁食。

3. 病情观察

（1）密切观察患者有无性格、行为、思维及认知的改变，尽早发现肝性脑病的早期症状，判断其意识障碍的程度，密切监测并记录生命体征及瞳孔变化。

（2）观察患者皮肤、巩膜黄染程度和尿色深浅的变化，腹水者每日测腹围、每周测体重，准确记录 24 小时出入液量，以便动态观察腹水消长情况，做好腹腔穿刺放液前后的护理，如出现少尿、无尿症状，应防止肝肾综合征的发生。

（3）患者如有皮肤瘀斑、牙龈出血、鼻出血等，提示其凝血机制差，密切观察粪便及呕吐物的颜色、性状及量。

（4）若患者出现胃部灼热感、恶心等症状，则提示有上消化道出血的可能，应尽早做好抢救准备工作。

4. 药物治疗护理　应用利尿药者，需观察效果及不良反应，监测血电解质，防止出现水电解质紊乱，以每日体重减轻不超过 0.5kg 为宜；有食管胃底静脉曲张者药物应磨成粉末服用，以防止损伤曲张的静脉导致出血；避免使用催眠镇静、麻醉药物；应用乳果糖时注意患者出现腹痛、腹胀、恶心、呕吐等情况；精氨酸不宜与碱性溶液配伍使用，应用时，滴注速度不宜过快。

5. 心理护理　指导患者保持安静、乐观情绪，消除恐惧心理，增强战胜疾病的信心，以最佳心理状态配合治疗。

6. 健康指导　有黄疸者皮肤瘙痒时，轻者每晚临睡前行温水浴，重者局部可擦止痒洗剂，保证身心两方面的休息，避免劳累，预防感染，遵医嘱用药，避免使用对肝脏有损害的药物，定期复诊。

第四节　急性梗阻性化脓性胆管炎

急性梗阻性化脓性胆管炎是在胆道梗阻基础上并发的急性化脓性细菌感染的危重胆道疾病。典型的临床表现是在夏柯三联征的基础上出现休克及意识障碍。

1. 急诊观察及护理

（1）暂禁食、禁水，行胃肠减压。

（2）半卧位，休克者取休克卧位。

（3）病情观察

①密切观察患者的生命体征及神志的变化，出现高热时予以物理降温或药物退热，测量记录体温及观察降温效果；密切观察有无休克的先兆症状，若患者出现神志障碍、脉搏细速，应立即报告医生，积极配合抢救。

②监测血氧饱和度或血气的变化，给予吸氧 2~4L/min。

③注意观察腹部体征，腹痛的部位、性质、程度、持续时间以及伴随症状。

④观察尿量的变化，记录 24 小时出入液量。

（4）建立静脉通道，维持水、电解质和酸碱平衡，供给适当营养，长期未进食者给予全胃肠外营养支持。

（5）黄疸护理：皮肤瘙痒者可用温水清洗或炉甘石洗剂擦拭局部。

（6）按医嘱应用广谱抗生素。

（7）在抗休克基础上应积极快速准备紧急手术，配合医生完成各项术前检查及术前准备。

（8）心理护理：消除患者对手术产生的紧张和恐惧心理，积极与患者和家属沟通，做好安慰和解释工作，让患者配合治疗。

2. 术后护理

（1）按外科手术后患者的一般护理。

（2）休息与体位：术后取平卧位，生命体征稳定后给予半卧位；待病情稳定，应鼓励患者下床活动。

（3）饮食护理

①胆囊切除及胆总管引流患者，禁食2～3天，Oddi括约肌切开成形术及胆总管十二指肠吻合术，禁食5天，禁食期间应静脉补充营养。

②肠鸣音恢复后给予流质饮食，逐步过渡到高蛋白、高热量、高维生素、低脂易消化的饮食。

（4）病情观察

①监测生命体征的变化，注意有无血压下降、脉细速、面色苍白等出血性休克征象，监测血氧饱和度或血气的变化，给予吸氧2～4L/min。

②严密观察患者神志变化，由于手术创伤、麻醉药物毒性、缺氧、低血钾和休克增加了肝细胞的损害，如患者出现神志淡漠、嗜睡、谵妄等，应判断有无肝昏迷的先兆，立即通知医生处理。

③注意患者的黄疸消退情况，皮肤瘙痒者可用温水清洗或炉甘石洗剂擦拭局部。

④密切观察T管引流液的颜色、量及性状，若T管中涌出血性胆汁，提示胆道出血，应立即通知医生，积极配合抢救。

（5）按医嘱应用广谱抗生素抗感染。

（6）T管的护理

①妥善固定T管，防止因翻身、活动、搬动时牵拉而脱出。引流袋置放时切勿超过胆囊平面，以免胆汁逆流。

②经常挤捏T管，保持通畅，防止扭曲、堵塞。

③密切观察并记录胆汁颜色、量及性状，术后24小时T管引流胆汁量300～500ml，为浑浊的淡黄色，以后逐渐加深、清亮，呈黄褐色，恢复饮食后T管每

日引流胆汁可增加至 600 ~ 700ml，以后逐渐减少至每日 200ml 左右，发现胆汁量突然减少或无胆汁流出，应立即检查原因，并通知医生处理。

④每日更换引流袋，严格执行无菌操作。置管处敷料若有渗血、渗液，及时更换。

⑤T 管脱出时，用无菌纱布覆盖引流口，告知医生及时处理，并密切观察有无腹膜炎的发生。

⑥术后第 10 ~ 14 天开始夹管。患者无腹胀、腹痛、发热，黄疸消退，胆管造影或胆道镜证实胆管无狭窄、结石、异物、胆道通畅，可考虑拔管。拔管前引流管应开放 2 ~ 3 天，使造影剂完全排出。拔管后残留窦道用凡士林纱布填塞。T 管不能拔出者可带管出院，择期再行治疗。长期带管者，应向患者或家属提供健康指导，保证患者出院后掌握自我护理的方法。

（7）心理护理：稳定患者情绪，生活上给予关心照顾，树立治疗疾病的信心。

3. 健康教育

（1）饮食指导：指导患者进食低脂肪、高维生素、高蛋白易消化的食物，忌油腻食物或进食过饱。

（2）对带 T 管出院的患者给予 T 管护理的指导，告知患者如何预防感染，防止 T 管脱落，观察胆汁颜色、量和性状的变化。

（3）坚持服药，如有不适或 T 管引流异常应及时就诊。定期复查，防止发生癌变。

第五节　急性胆囊炎

急性胆囊炎是外科急腹症中常见病。胆囊炎急性发作，多因胆囊管梗阻和细菌感染引起。按病理可分为单纯性胆囊炎、化脓性胆囊炎和坏疽性胆囊炎。临床上以突发右上腹持续性剧烈疼痛伴右肩部放射痛为主要表现。体检右上腹有明显压痛和肌紧张，墨菲征阳性。

1. 急诊观察及术前护理

（1）禁食、禁水，胃肠减压。

（2）协助患者取平卧位。

（3）病情观察

①监测患者生命体征变化，注意有无体温升高、血压下降等感染性休克征象；出现感染性休克时，按外科休克护理常规护理。

②密切观察患者腹痛及腹部体征变化，右上腹有明显压痛和肌紧张。墨菲征阳性可在右上腹触及肿大胆囊，胆囊穿孔后可出现腹膜炎体征。

（4）对症护理：对已明确诊断的患者，可应用镇痛药和解痉药，以缓解疼痛；对诊断不明确的急腹症患者，不可随意应用镇痛药，以免掩盖病情，贻误诊断和治疗。高热的患者，可用药物或物理方法降温。

（5）遵医嘱进行补液、抗感染、纠酸、护肝等治疗，以纠正电解质紊乱和酸碱失衡，改善全身情况。

（6）心理护理：消除患者对手术产生的紧张和恐惧心理，做好安慰和解释工作，让患者配合治疗。

（7）术前准备：做好心、肺、肝、肾等重要器官功能的检查，以判断手术的耐受力；做好备皮、备血等常规准备。

2. 术后护理

（1）按外科手术后患者的一般护理。

（2）体位：患者麻醉清醒，生命体征稳定可取半卧位，有利于改善呼吸、促进引流和局限炎症。根据病情，术后鼓励患者早期下床活动，有利于胃肠功能的恢复和预防肠粘连。

（3）饮食护理：术后禁食2～3天，持续胃肠减压，禁食期间应静脉补充营养；待胃肠功能恢复后，拔除胃管，给予流质饮食，逐步过渡到高蛋白、高热量、高维生素、低脂易消化的饮食。

（4）病情观察：监测生命体征变化，发现异常及时通知医生处理。

（5）引流管的护理：急性胆囊炎患者术后常留置胃管、腹腔引流管。应将引流管妥善固定；保持有效引流；准确记录引流液的颜色、量及性状；更换引流袋时严格无菌操作。

3. 健康教育 向患者及家属讲解疾病发生的原因，指导患者保持良好的饮食习惯及良好的心态，劳逸结合，不适随诊。

第六节 急性阑尾炎

急性阑尾炎是指发生在阑尾的急性炎症反应，是外科最常见急腹症之一，男性发病率高于女性。以转移性右下腹痛及右下腹固定压痛点为主要特征。根据急性阑尾炎的病理生理变化及临床过程，可分为急性单纯性阑尾炎、急性化脓性阑尾炎、坏疽性及穿孔性阑尾炎、阑尾周围脓肿。治疗以手术为主，早期手术治疗可防止并发症，提高治愈率。部分急性单纯性阑尾炎可经非手术治疗而获得痊愈。

1. 急诊观察与护理

（1）病情观察：①密切监测生命体征变化，每小时测量生命体征 1 次，并准确记录；②严密观察腹部症状和体征，尤其注意腹痛的变化，有无腹膜炎体征及实验室检查结果，据此判断病情轻重，如右下腹疼痛加剧、发热、白细胞计数和中性粒细胞比例上升，及时通知医师；③禁用镇静止痛药，如吗啡等，以免掩盖病情；④禁腹泻药及灌肠，以免肠蠕动加快，增加肠内压力，导致阑尾穿孔或炎症扩散。

（2）药物应用：①遵医嘱输液，维持水、电解质平衡；②使用广谱抗生素，防治感染；③应用中药，外敷适用于阑尾脓肿；内服以清热解毒、化瘀为主；④针刺治疗，可取足三里、阑尾穴、强刺激，留针 30 分钟，每日 2 次，连续 3 天；⑤适当应用解痉药以缓解症状，但禁用吗啡或哌替啶，以免掩盖病情。

（3）休息与体位：卧床休息，生命体征稳定，病情允许可取半卧位，有利于腹腔内炎性渗液积聚并局限于盆腔减少毒素的吸收，同时有利于改善呼吸功能，以减轻腹壁张力，有助于缓解疼痛。

（4）饮食：非手术治疗的患者应在严密的病情观察下，指导患者进食清淡流质食物，拟手术治疗的患者及重症患者予以禁食，以减少肠蠕动，必要时遵医嘱给予胃肠减压，以减轻腹胀和腹痛。禁食期间静脉补液以维持能量及水、电解质平衡。

（5）心理护理：了解患者心理反应，稳定患者情绪，树立战胜疾病的信心。严密观察病情，注意患者体温、脉搏、神志、腹部体征变化，如病情加重，应积极配合手术治疗。

2. 术前护理

（1）按急诊腹部手术前常规准备：①术前 4~6 小时应禁饮食；②诊断明确的剧烈疼痛患者，遵医嘱给予适量镇痛药，以缓解疼痛；③有弥漫性腹膜炎者，需行胃肠减压，静脉输液，注意纠正水、电解质紊乱；④术前忌灌肠，以免引起阑尾穿孔；⑤做好术前备皮、备血等常规准备。

（2）心理护理：多与患者和家属沟通，向其讲解手术术式及预后效果，解除患者及家属的紧张和顾虑，树立战胜疾病的信心。

3. 术后护理

（1）按外科手术后患者的一般护理。

（2）体位：根据不同麻醉，选择适当体位，全麻术后清醒或硬膜外麻醉去枕平卧 6 小时后，生命体征平稳者，可取半卧位，以减少腹壁张力，减轻切口疼痛，有利于呼吸和引流。

（3）病情观察：①观察生命体征变化，每 1~2 小时测量生命体征 1 次至平稳并准确记录；②严密观察腹部症状和体征，发现异常，及时通知医生并配合处理。

（4）切口和引流管护理：①妥善固定引流管，防止引流管扭曲、堵塞和受压；②保持各引流管通畅，经常从近端至远端挤压引流管；③观察并记录引流液的颜色、性状、量并做好记录；④及时更换引流袋，注意无菌操作；⑤观察切口愈合情况，保持切口敷料干燥，发现切口出血及感染征象，及时告知医生进行处理。

（5）饮食：患者术后暂禁食、禁水，予以静脉补液，待肛门排气后，方可进流食，逐步过渡到正常饮食。

（6）药物应用：①术后禁食期间静脉补液，保持水、电解质、酸碱平衡；

②遵医嘱给予抗生素，控制感染，防止并发症发生；③术后 3～5 天禁用强泻药和刺激性强的肥皂水灌肠，以免增加肠蠕动，而使阑尾残端结扎线脱落或缝合伤口裂开。如术后便秘可口服缓泻药。

（7）活动：鼓励患者早期下床活动，可促进肠蠕动恢复，减少肠粘连的发生，同时可增进血液循环，促进伤口愈合。老年患者术后注意保暖，经常帮助叩背促进排痰，预防坠积性肺炎。

（8）并发症的观察与护理

①切口感染：术后 2～3 天若体温升高，切口局部出现红、肿、热、痛及波动感等，应及时通知医生，进行引流、换药等处理，并根据脓液或渗液细菌培养和药物敏感试验结果应用抗生素。

②粘连性肠梗阻：如患者出现呕吐、腹痛、腹胀、停止排气排便等异常情况，及时通知医生进行处理，持续胃肠减压；完全性肠梗阻者须手术治疗。

③出血：如患者出现面色苍白伴腹痛、腹胀、脉速、出冷汗，血压下降等休克症状，应立即取平卧位，给予氧气吸入，建立静脉通道，同时抽血做血型鉴定及交叉配血，紧急情况需再次手术止血。

④腹腔感染或脓肿：表现为术后 5～7 天体温升高或下降后又升高，有腹痛、腹胀、腹肌紧张或腹部包块，也可出现直肠、子宫、膀胱刺激症状及全身中毒症状等。应通知医生进行处理，配合穿刺抽脓、冲洗、采取半卧位行体位引流，必要时手术切开引流，同时加强抗生素治疗。

⑤阑尾残株炎：阑尾切除时如残端保留过长超过 1cm 时，术后残株易复发炎症，表现为阑尾炎的症状，症状较重者，应手术切除阑尾残株。

⑥粪瘘：临床表现类似阑尾周围脓肿，经非手术支持治疗后，多可自行闭合。少数需手术治疗。

第七节　胃、十二指肠急性穿孔

胃、十二指肠急性穿孔是胃、十二指肠溃疡的严重并发症，起病急、变化快、病情严重，常危及生命，需紧急处理。

1. 急诊观察与护理

（1）禁食、禁水，行胃肠减压，减少胃肠内容物流入腹腔。

（2）取半卧位，以利于腹腔渗出液的局限，减轻腹痛，改善呼吸。

（3）严密观察病情变化，监测生命体征、腹部症状和体征。

（4）建立静脉输液通道，给予抗感染，抑酸补液等治疗，维持水、电解质平衡，保证热量的供给。

（5）经非手术治疗后，若患者腹痛减轻，腹肌紧张缓解，肠鸣音恢复、肛门排气、排便，说明治疗有效。非手术治疗6～8小时症状无缓解，呈进行性加重，应积极行手术治疗。

2. 术前护理

（1）按非手术治疗护理常规。

（2）按外科术前护理常规。

（3）诊断明确，腹痛剧烈者可给予镇痛药。

3. 术后护理

（1）按外科术后护理常规。

（2）禁食，行胃肠减压，妥善固定胃管防止滑脱，保持通畅，并观察记录引流液的颜色、性质和量，若胃管内引流出大量新鲜血性液体，应警惕术后出血，及时报告医生。

（3）术后鼓励患者定时深呼吸、有效咳嗽和排痰，预防肺部并发症；指导患者早期下床活动，促进肠蠕动恢复。

（4）术后3～4天，肛门排气后拔除胃管，饮食由流质逐渐过渡到半流质。注意少量多餐，开始时每日5～6餐，以后逐渐减少并增加每次进餐量。

（5）术后密切观察有无出血、吻合口瘘、十二指肠残端破裂、梗阻、倾倒综合征等并发症的发生，发现异常，及时报告医生进行处理。

（6）告知患者及家属有关胃、十二指肠溃疡的相关知识，加强术后治疗和自我护理。

第八节 急性肠梗阻

急性肠梗阻是指任何原因引起的肠内容物不能正常运行，顺利通过肠道，为外科常见的急腹症之一。临床表现为腹痛、呕吐、腹胀、停止排气排便，严重者水、电解质和酸碱平衡失调，可出现中毒和休克征象。治疗原则是解除梗阻和纠正因梗阻引起的全身性生理紊乱。

1. 急诊观察与护理

（1）禁食、水，留置胃管，行胃肠减压，排除胃肠道内积气、积液。密切观察并记录引流液的量、色及性质。若引流出血性液体，应考虑绞窄性肠梗阻可能。

（2）定时测量生命体征，观察腹部症状和体征、呕吐等情况，警惕休克和绞窄性肠梗阻的发生。

（3）建立静脉通道，维持水、电解质及酸碱平衡，准确记录出入液量。

（4）诊断明确的患者可遵医嘱适当予以解痉治疗，如给予山莨菪碱针剂10mg肌内注射。

（5）合理应用抗生素预防感染。

（6）行小量不保留低压灌肠刺激肠蠕动。

（7）患者呕吐时防止发生误吸。

（8）鼓励并协助患者活动，以促进肠蠕动恢复。

（9）如肠梗阻症状消失，停止胃肠减压，可进食少量流食，并逐渐增加食量。

（10）如积极非手术治疗后，患者症状未见好转或腹痛加剧，局部压痛明显，腹肌紧张，呕吐频繁，体温升高，白细胞计数增高，甚至出现中毒症状者应立即行手术治疗。

2. 术前护理

（1）按腹部手术前护理常规护理。

（2）心理护理，安抚患者及家属，稳定情绪。

3. 术后护理

（1）按外科术后一般护理常规护理。

（2）患者麻醉未清醒时去枕平卧，头偏向一侧，以防呕吐时误吸；麻醉清醒、生命体征稳定后给予半卧位，鼓励患者早期活动，以促进肠蠕动恢复，预防肠粘连。

（3）禁食，胃肠减压至肛门排气、排便。肠蠕动恢复后可进流食，逐步过渡至半流质，少食刺激性食物，避免暴饮暴食。

（4）保持腹腔引流管通畅，观察引流液的颜色、量及性状，严格无菌操作，避免逆行性感染的发生。

（5）注意术后有无再次出现腹痛、腹胀、呕吐等肠梗阻症状；如发热、切口或腹腔引流管有粪样液体流出，警惕肠瘘的发生。

第八章 老年人泌尿系统疾病急救护理

第一节 急性肾衰竭

急性肾衰竭是由于各种病因引起的肾功能在短时间内突然下降而出现的氮质废物滞留和尿量减少综合征。主要表现为氮质废物血肌酐和尿素氮升高，水、电解质和酸碱平衡紊乱及全身各系统并发症。常伴有少尿，但也可以无少尿表现。

1. 按急诊抢救患者一般护理常规护理。

2. 协助取舒适卧位，绝对卧床休息，保持环境安静，温度适宜。

3. 给予高热量、高维生素、优质蛋白、易消化的饮食，限制水、钠摄入。透析患者予以高蛋白饮食，必要时可给予静脉营养。

4. 遵医嘱进行对症治疗。

（1）维持水、电解质平衡：应遵循"量出为入"的原则补充入量，一般以基础补液量 500ml 加前 1 天的出液量作为补液的标准，严格记录出入液量。

（2）高血钾的处理：应密切监测血钾的浓度，当血钾的浓度≥6.5mmol/L，心电图有高钾表现时，应进行如下紧急处理：①在心电图监护下，给予 10% 葡萄糖酸钙 10ml 稀释后缓慢静脉注射；②5% 碳酸氢钠 100～200ml 静脉滴注或 11.2% 乳酸钠 40～200ml 静脉注射；③50% 的葡萄糖 50～100ml 加胰岛素 6～12IU 静脉滴注；④离子交换树脂 15～30g 口服，每日 3 次；⑤必要时行急诊血液透析治疗，并做好透析前后护理。

（3）恶心、呕吐者遵医嘱给予止吐药，并注意有无消化道出血表现。

5. 病情观察

（1）监测患者神志、生命体征、尿量、尿常规、肾功能、电解质及血 pH 的变化。

（2）注意有无高血压病、急性左心衰竭、高血钾、水中毒及低钠血症、尿毒症脑病等并发症。

6. 心理护理：注意与患者沟通，减轻其恐惧及不安的心理。

7. 加强基础护理：保持口腔、会阴及皮肤的清洁；减少室内人员的流动，防止各管道的脱落及污染；透析患者应注意加强营养，防止皮肤损伤感染。

8. 健康教育：恢复期应加强营养，增强体质，保持个人清洁卫生，防止受凉、感染、避免妊娠及手术，定期复诊监测肾功能。预防再发因素，如肾毒性药物等。

第二节　泌尿系损伤

一、肾损伤

泌尿系统损伤以男性尿道损伤最多见，肾、膀胱次之，输尿管损伤最少见。泌尿系统损伤的主要表现为出血和尿外渗。大出血可引起休克，血肿和尿外渗可引起剧烈疼痛和继发感染，严重时导致脓毒血症、肾周脓肿。

肾损伤按受伤机制可分为开放性肾损伤、闭合性肾损伤。按损伤所致的病理改变可分为轻度肾损伤、重度肾损伤和肾蒂损伤。

（一）单侧闭合性肾损伤病情较轻者

1. 休息与体位　绝对卧床休息2~4周，可适度床上活动，预防压疮及下肢静脉血栓形成。

2. 饮食护理　卧床期间给予清淡半流质饮食。

3. 病情观察

（1）生命体征的观察：每2小时测量血压、脉搏1次，如血压下降，伴血尿加重，则表示有活动性出血，应及时通知医生进行处理。

（2）观察伤侧肾区及腹部体征，有无腰痛、局部肿胀、腹肌紧张等症状。

（3）酌情留置导尿管，观察尿液量、颜色及性质变化，并做好记录。

4. 药物治疗　遵医嘱给予止痛、止血、预防感染等药物治疗。

（二）严重肾损伤者

需行肾探查，严重的肾周围感染应行肾周脓肿切开引流术。

1. 术前护理

（1）做好术前准备，禁食，备皮，备血。

（2）严密监测生命体征变化，出现休克者按休克护理常规处理。

（3）给予留置导尿管，观察尿液颜色、性质变化。

2. 术后护理

（1）休息与体位：全麻患者术后去枕平卧 6 小时，病情稳定后酌情取半卧位，以利引流。肾修补术及肾部分切除术的患者，术后需卧床休息 2～4 周，方可下床活动。肾全切术的患者，术后鼓励早期下床活动。

（2）饮食护理：术后肠通气后可进高热量、高维生素、半流质饮食，增进营养，以利康复。

3. 病情观察

（1）严密监测生命体征变化，做好护理记录。

（2）观察切口敷料有无渗血、渗液，如有浸湿及时更换。

（3）引流管的护理：保持引流管的通畅，妥善固定，避免扭曲，每日更换无菌引流袋 1 次。

4. 药物治疗 按医嘱给予抗感染、止血等药物治疗，输液滴速不宜过快。

5. 健康指导 告知患者进高蛋白、高热量、高维生素饮食，并适量饮水。3 个月内避免剧烈活动和过度劳累。

二、尿道损伤

尿道损伤是泌尿系统最常见的损伤，男性多于女性。损伤轻，无排尿障碍者无须手术治疗，可多饮水，卧床休息，预防感染，2～4 周可痊愈。尿道损伤严重时，需行尿道修补术或尿道会师术。

1. 急诊观察及护理

（1）休息与卧位：损伤严重伴出血性休克者应取休克卧位；骨盆骨折后尿

道损伤患者须平卧，避免随意搬动。

（2）饮食护理：可进清淡半流质饮食，需手术者，通知患者禁食、饮水。

（3）病情观察：严密观察生命体征变化，每 1～2 小时测量血压、脉搏、呼吸 1 次。防止尿潴留及尿外渗，留置导尿管或行膀胱穿刺造口术留置膀胱造口管。切勿强行排尿，以免加重尿外渗。

（4）药物治疗：损伤严重伴休克者应立即采取输血、输液等抗休克措施。预防感染，按医嘱使用抗生素。

（5）有手术指征者，在抗休克同时，积极做好术前准备。

2. 术后护理

（1）休息与体位：术后卧床休息 1～2 周，可逐步下床活动。

（2）饮食护理：尿道修补术及尿道会师术后，肠蠕动恢复后，可进流质饮食。

（3）病情观察：观察生命体征变化，及时做好记录。留置导尿管及膀胱造口引流者保持引流管通畅，观察引流液的颜色、性质及量的变化。排便时避免污染会阴部创面，伤口敷料渗湿时及时更换。

（4）健康指导：鼓励多饮水，保持尿路通畅。尿道损伤易并发尿道狭窄，向患者解释行尿道扩张的意义，出院后仍需定期行尿道扩张。

第三节　尿路结石

（一）肾、输尿管结石

肾和输尿管结石也称上尿路结石。肾结石位于肾盂和肾盏中，肾是结石形成的主要部位。输尿管结石 90% 以上来自肾脏，结石常停留或嵌顿于输尿管的三个生理狭窄部：肾盂、输尿管连接处，输尿管跨髂血管处，输尿管与膀胱连接处。肾、输尿管结石如出现了肾绞痛、无尿症状，需要紧急治疗处理。

1. 肾绞痛　肾及输尿管结石均可出现肾绞痛。主要是因为较小、易活动的结石移动或嵌顿于狭窄部造成急性梗阻而引起肾盂、输尿管平滑肌强烈痉挛，发生剧烈的肾绞痛。

（1）休息与体位：肾绞痛发作时患者应卧床休息，减少活动。

（2）饮食护理：恶心、呕吐症状严重者，应暂时禁食。肾绞痛缓解后可进易消化的半流质饮食。鼓励多饮水，促进结石的排出。

（3）病情观察：观察疼痛的部位、性质。疼痛剧烈者，根据医嘱应用解痉止痛药物，如哌替啶（杜冷丁）50mg 或山莨菪碱（654－2）针剂 10mg 肌内注射，可有效缓解肾绞痛。

（4）药物治疗：给予抗生素及解痉药物治疗。禁食期间给予葡萄糖和生理盐水注射液补充液体及电解质，同时输液的利尿作用也可减轻输尿管痉挛引起的疼痛。

（5）健康指导：消除患者紧张心理，指导每日饮水量 >2000ml。如有小结石排出，可收集进行结石分析介绍。

2. 无尿 双侧上尿路结石引起的双侧输尿管完全性梗阻或一侧肾上尿路结石引起的输尿管完全性梗阻，可导致无尿，即急性梗阻性无尿，严重损害肾功能，须紧急治疗处理。根据患者全身情况，可选择不同的治疗方案。首选经输尿管逆行双 J 管插管术，引流尿液，解除梗阻。必要时可行输尿管钬激光石术或气压弹道碎石术粉碎结石。术后留置双 J 管引流尿液，以改善肾功能。

（1）休息与体位：术后卧床休息 1~3 天，早期不宜活动过多。

（2）饮食护理：可进清淡半流质饮食，鼓励患者多饮水，每日 2000~3000ml，以冲洗尿路。

（3）病情观察：严密观察和记录尿液的颜色、量和性质。嘱患者勿憋尿，及时排出尿液，以利引流通畅，防止尿液反流。

（4）药物治疗：术后按医嘱给予抗感染、止血等药物治疗。

（5）健康指导：留置双 J 管引流的患者，因双 J 管位于体内，应告知患者放置此管的目的及意义，消除恐惧感。双 J 管一般于术后 45~90 天拔除，最长者需留置 1 年。置管期间，避免剧烈活动及过度劳累，以免造成出血。

（二）膀胱、尿路结石

膀胱和尿路结石也称下尿路结石。急性发病时主要表现为排尿突然中断引起剧烈疼痛，需要及时处理。膀胱结石较大者需要膀胱切开取石术，结石较小者可行膀胱镜下碎石术。

1. 急诊观察与护理

（1）排尿突然中断后可指导患者改变排尿姿势，继续排尿。

（2）排尿疼痛剧烈者可遵医嘱使用镇痛药。

（3）经膀胱镜碎石术者按膀胱镜检查前准备。

（4）膀胱切开取石术者做好下腹部皮肤准备。

（5）关心和安慰患者，消除恐惧心理。

2. 术后护理

（1）休息与体位：行膀胱镜碎石术的患者手术当天卧床休息，次日即可下床活动。膀胱切开取石术的患者需卧床休息 2 ~ 3 天，鼓励患者早期下床活动。

（2）饮食护理：鼓励患者多饮水，每日 > 3000ml，以增加尿量，起到内冲洗的作用。

（3）病情观察：经膀胱镜碎石术后的，注意观察排尿及出血情况，记录尿液颜色、性质及量。术后留置导尿管者，保持引流管的通畅，妥善固定，避免折曲。行膀胱切开取石术后，注意伤口有无漏尿、出血情况，敷料浸湿应更换。

（4）药物治疗：遵医嘱应用抗生素及止血药物。

（5）健康指导：鼓励多饮水，保持尿路通畅。不憋尿，有尿液及时排除。尿道结石易并发尿道狭窄，必要时需定期行尿道扩张，应向患者解释行尿道扩张的意义。

第四节　急性尿潴留

膀胱内潴留大量尿液而不能自行排出称为尿潴留。发生尿潴留时，患者腹部胀痛，十分痛苦，若不紧急治疗处理，还会造成膀胱破裂的危险。

（1）休息与体位：调整体位和姿势，酌情为卧床患者摇高床头或扶患者坐起，使其尽量以习惯的姿势排尿。

（2）心理护理：给予安慰和鼓励，以缓解其窘迫和焦躁不安，使其配合治疗和护理。

（3）提供排尿环境：用窗帘或屏风遮挡，以保护患者隐私。适当调整治疗时间，使患者安心排尿。

（4）热敷、按摩下腹部，以放松肌肉，促进排尿。

（5）利用条件反射诱导排尿：如让患者听流水声，或用温水冲洗会阴部，以引起反射性排尿。

（6）可采用药物或针灸治疗。

（7）经上述处理无效时，可根据医嘱采取导尿术，但对膀胱高度膨胀且极度虚弱的患者，第1次放尿不宜超过1000ml，以免发生虚脱和血尿。

第九章　老年人内分泌系统疾病急救护理

第一节　糖尿病酮症酸中毒

糖尿病酮症酸中毒是糖尿病患者在应激状态下，由于体内胰岛素缺乏，胰岛素拮抗激素增加，引起糖和脂肪代谢紊乱，以高血糖、高酮症、高尿糖、代谢性酸中毒为主要改变的临床综合征。糖尿病酮症酸中毒是糖尿病最常见的并发症。

1. 补液　首选生理盐水，补液速度按照先快后慢的原则，补液总量一般按照患者体重的 10% 计算。

2. 遵医嘱使用胰岛素治疗　有条件可采用静脉输液微泵推注或使用胰岛素泵持续皮下注射胰岛素，并详细记录使用时间和剂量。严密监测血糖的变化，根据血糖的检查结果调整胰岛素的用量。

3. 补钾　遵医嘱在补液及使用胰岛素的同时给予。

4. 病情观察　暂禁食，必要时留置胃管，遵医嘱进行胃肠营养。监测患者尿量，并记录 24 小时出入液量。观察患者的神志、瞳孔大小和对光反射、呼吸、血压、心率等，有条件可用心电监护仪密切观察患者的生命体征，并做详细记录。

5. 加强基础护理　做好口腔护理，预防口唇干裂，避免口腔及呼吸道黏膜干燥；保持尿道口和会阴部的清洁；加强皮肤护理，预防压疮，必要时使用气垫床等防压疮器具。

6. 加强健康指导　糖尿病酮症酸中毒是一个可反复发作的综合征，医护人员应给予患者详细的健康指导，以防再次发作。

第二节　糖尿病高渗性昏迷

糖尿病高渗性昏迷是糖尿病急性代谢紊乱的一种表现，临床特点表现为高血

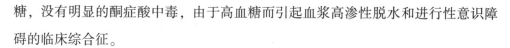

糖，没有明显的酮症酸中毒，由于高血糖而引起血浆高渗性脱水和进行性意识障碍的临床综合征。

1. 迅速建立静脉通道补液，恢复患者血容量，纠正脱水与高渗状态。严格掌握补液的速度和量，按先快后慢的原则进行补液。最初 2 小时补液量为 1000~2000ml，24 小时补液量应大于 5000ml。

2. 留置胃管，并经胃管大量补液，200~300ml/2h。

3. 留置尿管以观察每小时尿量，并详细记录 24 小时出入量。

4. 严密观察患者神志、瞳孔及对光反射，监测心率、血压、呼吸及血氧饱和度，并做好详细记录。

5. 准确及时遵医嘱使用胰岛素，并监测血糖的变化。1~2 小时测手指血糖 1 次，并根据血糖监测的结果调整胰岛素的用量，防止低血糖发生。

6. 准确及时留取各种标本进行血电解质、肝肾功能、血常规等化验及血气分析。补钾过程中要监测血钾的变化，防止出现高血钾。

7. 加强各项基础护理，如口腔护理、皮肤护理、会阴部及尿道口护理等，预防感染。

8. 加强营养，给予高蛋白、高脂肪、低糖流质饮食，昏迷患者给予鼻饲。

9. 加强健康教育，提高对糖尿病的认识。

第三节 甲状腺危象

甲状腺危象是甲状腺功能亢进症患者在急性感染、精神创伤、高热、妊娠、甲状腺手术或放碘治疗等诱因刺激下，病情骤然恶化而发生的最严重的并发症。主要表现为高热、大汗、心动过速、呕吐、腹泻、烦躁不安、谵妄甚至昏迷，必须及时抢救，否则往往死于高热、心力衰竭、肺水肿及水、电解质紊乱。

1. 急救处理

（1）昏迷患者首先要保持呼吸道通畅，予以吸氧。

（2）建立静脉通道，大量补液，纠正电解质紊乱，如能饮水，应鼓励患者自己饮水。必要时进行中心静脉压监测，并根据监测结果及尿量决定补液的量。

（3）遵医嘱抽取血常规、血电解质、肝肾功能、血糖、甲状腺激素全套等血标本。

（4）昏迷患者不能口服者遵医嘱插胃管，将药物磨碎后鼻饲给药。

2. 病情观察

（1）密切观察患者神志、病情的变化。

（2）密切观察生命体征的变化，持续心电监护，监测心率、血压、呼吸及血氧饱和度。

（3）昏迷患者留置导尿，详细记录出入量的变化。

（4）用药过程中严密观察患者的病情，观察腹泻、呕吐、脱水状况的变化，发现异常情况及时通知医生。

3. 高热护理

（1）采取物理降温，酒精擦浴及头部放置冰袋等，重者采用人工冬眠疗法。

（2）密切观察并详细记录降温效果。

（3）高热患者应加强口腔护理，每日 2~3 次。

4. 其他护理　加强各项基础护理，预防感染，遵医嘱使用抗生素。留置导尿患者做好会阴部擦洗或尿道口清洁。将患者安置在安静的环境中，绝对卧床休息，限制探视，避免声和光的刺激。患者处于兴奋状态、烦躁不安时，适当给予镇静药。给予高热量、高蛋白、高维生素的饮食，鼓励患者多饮水。加强健康指导，预防复发。

第四节　低血糖危象

低血糖危象是由于某些病理和生理原因使血糖降低至 2.8mmol/L 或以下时，引起交感神经兴奋和中枢神经异常的症状及体征。临床表现为患者心慌、脸色苍白、无力、饥饿感、大汗，神经系统则表现为焦虑、牙关紧闭、肌肉痉挛、癫痫样发作，最后血压下降、低血糖休克、昏迷，甚至死亡。

1. 绝对卧床休息，注意保暖，必要时吸氧，昏迷患者按昏迷护理常规护理。

2. 升高血糖，遵医嘱使用药物。

（1）清醒患者可口服糖水，昏迷或抽搐时，立即静脉注射50%的葡萄糖溶液50ml，并续以10%葡萄糖500～1000ml静脉滴注，视病情调整滴速和输入液量。

（2）必要时静脉滴注糖皮质激素和（或）肌内注射胰高血糖素。

3. 病因治疗：因原发病不同而异。

4. 对症治疗：如抽搐者应用适量镇静药，并注意保护患者，防止外伤；昏迷时间长或伴有严重脑水肿者，可给予20%甘露醇注射液治疗。

5. 严密观察病情，密切观察患者神志、瞳孔及生命体征变化，定时监测血糖，每1～2小时复查血糖1次，观察用药的效果。

6. 做好心理护理，加强皮肤、口腔等基础护理。

第十章 老年人神经系统疾病急救护理

第一节 脑 出 血

脑出血是指并非外伤性脑实质内出血,占脑卒中的20%~30%,最常见的病因是高血压合并动脉硬化,起病急,病残死率高。临床表现为头痛、恶心、呕吐,不同程度的意识障碍和偏瘫。

1. 紧急处理原则 降低颅内压及过高的血压,终止出血,维持生命功能,防止并发症。

(1) 平卧,头偏向一侧,保持安静,减少搬动,躁动不安者可用镇静药。

(2) 保持呼吸道通畅,给氧,吸痰,必要时行气管插管。

(3) 降低颅内压,控制脑水肿:20%甘露醇注射液125~250ml静脉注射,每天3~4次。呋塞米20~40mg加入输液中静脉滴注,每6~8小时1次,但应防止水、电解质紊乱。病情稳定后可用10%复方甘油500ml静脉滴注,每天1~2次。起病初期可加用地塞米松。

(4) 降低血压:脑出血患者一般不应用降压药物。当收缩压超过26.7kPa(200mmHg)时,可使用缓和降压药物,如硝苯地平10mg舌下含化,或利血平1mg肌内注射,或呋塞米20~40mg静脉注射等。使血压缓解并稳定在略高于发病前的水平。

(5) 止血药的使用:一般不主张使用止血药物,在消化道出血时可选用氨甲苯酸600mg或氨基乙酸10~20mg加入10%葡萄糖注射液500ml中静脉滴注。

(6) 改善脑代谢:醒脑静20~40mg或胞磷胆碱0.25~0.5g加入10%的葡萄糖注射液500ml中缓慢静脉滴注,每天一次。头部物理降温,必要时人工冬眠,以降低脑组织的代谢。

2. 病情观察

（1）严密观察神态瞳孔和生命体征的变化，每0.5～1小时1次，如病情稳定可延长至每2～4小时1次，及时处理异常变化。

（2）准确记录24小时出入液量，保持水、电解质及酸碱平衡。

（3）注意观察分泌物性质、量、颜色，警惕应激性溃疡的发生。

3. 药物护理

（1）使用脱水药应注意用药的速度、量及间隔时间，并避免外渗。定期检查电解质及血气分析。

（2）控制静脉补液量，避免加重脑水肿和发生水、电解质失衡及酸碱平衡紊乱等并发症。

4. 饮食护理　急性期禁食72小时左右，病情稳定后留置鼻饲管，给予低脂高蛋白的流质和一定的水分。

5. 并发症的护理

（1）留置尿管，防止泌尿系感染。

（2）定时翻身，防止压疮及肺部感染。

第二节　蛛网膜下腔出血

蛛网膜下腔出血（SAH）是指各种原因出血，血液流入蛛网膜下腔的统称，分为自发性和外伤性两类。常见病因为原发性先天性动脉瘤、脑血管畸形、高血压脑动脉硬化症等。发病突然，首发症状为剧烈的头痛、呕吐、面色苍白，可伴一过性意识障碍，脑膜刺激征阳性。CT扫描是目前主要的确诊性检查。

1. 紧急处理

（1）绝对卧床休息，给予平卧位，避免长途转运。

（2）防止紧张、便秘、咳嗽，应常规用镇静、止咳、缓泻药。

（3）镇痛，如布桂嗪100mg肌内注射，或哌替啶50～100mg肌内注射。

（4）冬眠疗法：可对抗SAH全身应激反应，保护脑组织。用法：氯丙嗪50mg加入异丙嗪50mg，加哌替啶50～100mg，每次1/4量肌内注射，每6～8小时 1 次。

（5）抗纤溶蛋白溶解剂的应用

①氨基乙酸（EACA）：4～6g 静脉滴注，15～30 分钟滴完，继以 0.5～1.0g/h 静脉滴注 7～10 天。

②氨甲苯酸（PAMBM）：10～200mg 静脉滴注，每天 2～3 次。

（6）解痉：可用尼莫地平 20～40mg，每天 3 次。

（7）脱水：常用 20% 甘露醇注射液 250ml，静脉滴注，每天 3～4 次，用 3～5 天。

2. 病情观察

（1）严密观察神志、瞳孔及生命体征变化，发现异常及时处理。

（2）如患者突发再次出现剧烈头痛、呕吐、抽搐发作、昏迷等变化，应警惕再出血可能。

3. 药物护理 使用尼莫地平等缓解脑血管痉挛的药物时，可能出现皮肤发红、多汗、心动过缓或过速、胃肠不适等反应，应控制输液速度，密切观察有无不良反应发生。

4. 并发症的护理 昏迷者应注意水、电解质平衡，防止吸入性肺炎、压疮等。可应用青霉素等抗生素预防感染。

第三节　脑　梗　死

脑梗死或称缺血性脑卒中是由于脑供血障碍使脑组织缺血、缺氧而引起的脑软化，临床上最常见的类型有脑血栓形成和脑栓塞。脑梗死常见临床表现有病灶对侧偏瘫，偏感觉障碍和同向性偏盲，对侧中枢性面瘫及舌瘫，失语，失用及失认、眩晕、局限性癫痫发作、不同程度的意识障碍等。

1. 病情观察 严密观察神志及生命体征的变化。发现意识障碍，肢体瘫痪加重，呼吸循环障碍等体征应立即通知医生进行处理。

2. 饮食与活动 急性期卧床休息，去枕平卧。

3. 饮食护理 保证营养及水分供给，维持水、电解质平衡。给予低盐、低脂、高蛋白、清淡饮食。昏迷者暂禁食，48 小时后给予鼻饲流质饮食。

4. 药物护理 脑梗死的患者常联合应用溶剂、抗凝血、血管扩张药及脑代谢活化药等治疗，使用血管扩张药应注意血压的变化，血压偏低时应及时报知医生。用溶栓药及抗凝血药时应注意观察有无出血征象；使用右旋糖酐－40（低分子右旋糖酐）治疗时，应注意有无过敏反应。

5. 预防护理

（1）保持床单位整洁、干燥，定时翻身、叩背，预防压疮及坠积性肺炎；保持口腔清洁，预防感染发生。

（2）早期进行瘫痪肢体的功能锻炼，与患者及家属共同制定康复训练计划。可进行按摩及被动运动，逐渐增加活动量，鼓励患者主动运动，保持肢体处于功能位置，以防肢体挛缩畸形。失语症患者应加强语言训练。

（3）健康指导

①向患者及家属讲解疾病的康复治疗知识及自我护理方法，增强患者生活自理的信心。

②生活起居有规律，避免精神刺激及过度劳累，保持情绪稳定。

③合理饮食，克服不良嗜好，保持排便通畅。

④继续坚持语言训练和瘫痪肢体的功能锻炼，促进早日康复。

⑤积极防治高血压病、糖尿病、高脂血症、冠心病、肥胖病。

第四节　癫痫持续状态

癫痫持续状态是指癫痫抽搐频繁发作，持续时间超过 30 分钟，在两次发作期间患者意识未恢复，症状反复发作，患者处于持续抽搐和昏迷状态。临床上可分为三种类型，癫痫大发作持续状态，局灶发作持续状态，非抽搐性发作持续状态。

1. 紧急处理

（1）防护措施

①将患者头偏向一侧，口中放置牙垫，以防咬伤舌。勿用力按压肢体，防止

骨折、皮肤及软组织擦伤。加固床护栏，以防坠床。

②保持呼吸道通畅，定时吸痰。给予持续低流量给氧，床旁备气管切开等抢救物品。

（2）迅速控制癫痫发作，原则是一次性大剂量用药，尽快终止和控制发作，可根据患者具体情况选用下列药物。

①首选静脉用地西泮注射液，剂量为 1 次 0.2mg，以 5~10mg/min 速度静脉注射，可重复给药。

②苯巴比妥钠肌内注射：首次可按 8~9mg/kg，剂量予以一次性肌内注射，4~6 小时根据发作的情况给予首剂的 1:3 至 1:2 肌内注射，并将该剂量作为持续量，每 6 或 8 小时肌内注射 1 次，至发作完全控制，24 小时极量不超过 1.2g。

③苯妥英钠缓慢静脉注射：剂量为 5~10mg 溶于 5% 葡萄糖溶液 20~40ml 中。以 50mg/min 速度匀速静脉推注。也可将上述剂量溶于 5% 葡萄糖溶液 100ml 中缓慢静脉滴注。

2. 对症处理

（1）高热者给予物理降温，头部冰帽，将体温控制在 37.5℃ 以下。

（2）抽搐发作频繁或时间较长者应给予降颅内压治疗，可选用 20% 的甘露醇注射液 250ml 静脉滴注，8~12 小时 1 次。地塞米松 5~10mg 静脉注射，12 小时 1 次。

（3）应用抗生素预防和治疗肺部感染，对换气功能不良者应及时行气管插管和切开，并应用机械辅助呼吸。

3. 药物护理　发作控制后，根据血药浓度遵医嘱酌情增减药量。用药期间不得擅自停药、减量或更换药物，是预防癫痫持续状态发生的重要原则。

4. 一般护理　保持床铺清洁、干燥、保持环境温暖、安静、避免声、光的刺激、使患者易于安睡。

5. 心理护理　保持患者愉快的心情，避免精神紧张和不良刺激而诱发抽搐。

第五节 重症肌无力危象

重症肌无力是由横纹肌神经－肌肉接头处乙碱胆碱传递障碍引起的一种自身免疫性疾病。其特征性的临床表现为晨轻暮重，活动后加重，休息后减轻的骨骼肌无力。常累及眼外肌、吞咽肌进行性无力或麻醉，不能维持换气功能，而危及生命。危象分肌无力危象、胆碱能危象、反呦性危象三种。

1. 紧急处理

（1）立即吸氧，保持呼吸道通畅。

（2）备好气管插管和呼吸机，随时应用。有呼吸困难者应及时进行人工辅助呼吸。

（3）床旁备吸引器和气管切开包，防止误吸和窒息。

（4）痰多且黏稠，难以清除者，应及早行气管切开。

2. 病情观察 严密观察生命体征的变化，尤其注意呼吸频率和节律，观察有无呼吸困难加重、发绀、咳嗽无力、腹痛、出汗、唾液或喉头分泌物增多等现象。

3. 药物护理

（1）肌无力危象：立即应用甲基硫酸新斯的明 1mg 肌内注射或缓慢静脉注射。

（2）胆碱能危象：立即停用抗胆碱酯酶药物，静脉或肌内注射阿托品，一次 0.5～2.0mg，每 15～30 分钟重复 1 次。

（3）反呦性危象：停用一切用药，给予气管插管，人工辅助呼吸至少 72 小时后，才可以开始小剂量应用抗胆碱酯酶药物。

（4）激素和免疫抑制药应用：皮质激素能缩短危象发作时间，对胸腺瘤，免疫抑制药疗效优于抗胆碱酯酶药物，要注意有无消化道出血、骨质疏松、股骨头坏死等并发症。

（5）禁用某些对神经－肌肉接头有阻滞的药物，如巴比妥类，箭毒类肌松药和氨基酸糖苷类抗生素以及奎宁、奎尼丁、吗啡等药物，防止诱发危象。

4. 饮食护理

（1）给予高蛋白、高维生素、高热量、富含钾和钙的软食或半流质食物，避免干硬、粗糙食物。

（2）咽喉、软腭和舌部肌群受累出现进食呛咳，无法吞咽时，应尽早放置胃管给予鼻饲流质食物。

5. 严密观察病情　密切观察患者神志、瞳孔、体温、脉搏、呼吸、血压等生命体征的变化，每15至30分钟测量生命体征1次，观察药物的疗效及患者的伴随症状。

6. 预防感染，防止并发症

（1）定时改变体位，叩背引流痰液，防止肺不张。

（2）做好口腔护理，皮肤护理，预防口腔炎和压疮发生。

7. 做好心理护理和健康指导　鼓励患者增强治疗疾病的信心，积极配合治疗。严格按时按量服药，忌用呼吸兴奋药，麻醉药、肌肉松弛药和氨基糖苷类抗生素以及奎宁、奎尼丁药物，患者如出现牙龈出血或黑粪及时报告医生。

第十一章 老年人损伤的护理

第一节 一般护理常规

损伤是指各类致伤因子对人体组织器官造成的结构破坏和功能障碍。若由一种致伤因子同时引起多部位或脏器的损伤，称为多发伤。两种以上致伤因子对同一个体造成的伤害，称为复合伤。

1. 紧急处理措施

（1）立即清理口、鼻腔分泌物，保持呼吸道通畅，可使用加压面罩给氧。

（2）止血：可选用加压包扎法、止血带或手术等方法迅速控制伤口出血。妥善包扎、封闭体腔伤口。胸部、脑部、腹部开放伤口应用无菌敷料或干净布料包扎，封闭开放的胸、腹部伤口，以保护脱出的腹腔内脏。

（3）骨折肢体有效制动：骨与关节损伤时加以固定和制动可减轻疼痛刺激。可用夹板或代用品，亦可用躯体或健肢以中立位固定患肢。

（4）迅速补充血容量：立即建立静脉通道，输注平衡液或血浆代用品。有手术指征者，积极做好术前准备。

2. 体位 采取平卧位，体位变化宜慢。肢体受伤时患肢应抬高，有利于减轻肿胀，改善局部组织缺血缺氧。

3. 饮食护理 禁食或行胃肠减压。胃肠功能恢复后给予高蛋白、高热量、高维生素饮食。

4. 病情观察

（1）严密观察神志、瞳孔及生命体征变化，详细记录瞳孔的大小、对光反射情况；定期检测血压、脉搏、呼吸变化，每 15～30 分钟测量并记录一次，病情稳定后改为 2～4 小时监测一次。同时观察体温变化，休克时体温大多偏低，感染时可升高。

（2）中心静脉压（CVP）监测：若 CVP > 1.5kPa（15cmH₂O）而血压偏低者，则表示心脏功能不全，应强心、利尿，必须减慢输液速度；若 CVP < 0.5kPa（5cmH₂O），则为血容量不足，需要加速输液速度。

（3）观察尿液颜色、量及性质的变化，准确记录 24 小时尿量，疑有休克应留置尿管，监测每小时尿量。

（4）观察患肢动脉搏动、皮肤颜色及温度等末梢循环情况。

（5）并发症的观察：若出现呼吸窘迫综合征、肺部感染与肺不张、急性肾衰竭、休克等并发症，分别按各类疾病常规进行护理。

5. 用药护理

（1）迅速建立 2～3 条静脉通道，遵医嘱给予患者输液、输血或应用血管活性药物等；保持水、电解质平衡，尽快恢复有效循环血量。开放性伤口应注射破伤风抗毒素。

（2）未明确诊断前慎用镇痛药物。

6. 心理护理 关心、安慰患者，耐心解释，消除紧张和恐惧心理，帮助患者树立战胜疾病的信心。

7. 加强基础护理 严格执行无菌操作，预防呼吸系统和泌尿系统感染，预防压疮，有精神症状者应防止坠床。

第二节 严重多发伤

多发伤是指在同一伤因打击下，人体同时或相继有 2 个或 2 个以上解剖部位或脏器受到严重创伤，即使这些创伤单独存在，也属于较严重者。创伤后常发生血溶性急剧减少，组织低灌注状态与缺氧等一系列危及生命的病理生理变化。

处理原则：首先紧急处理威胁伤员生命的损伤，继而处理随时间延迟而恶化的损伤，最后处理一般可暂时延迟处理的损伤。

1. 解除呼吸道梗阻 呼吸道梗阻或窒息是伤员死亡的主要原因。应及时清除口咽部的血块、呕吐物，牵出后坠的舌或托起下颌，置伤员于侧卧位或头偏向一侧，以保持呼吸道通畅。

2. 解除气胸所致的呼吸困难　对开放性气胸，迅速用厚层无菌敷料封闭伤口，变开放性气胸为闭合性气胸。对张力性气胸应尽快穿刺闭式引流，必要时行开胸手术。

3. 控制活动性出血　选择最有效的止血方法（指压法、止血带法、加压包扎发、填塞法等）控制明显的外出血，并将伤肢抬高，以控制出血。

4. 创面处理　创面中外露的骨折端、肌肉、内脏、脑组织不得回纳入伤口内，以免加重损伤或将污物带入伤口深部。伤口内异物或血凝块不要随意去除，以免再度发生大出血。在严格无菌操作下，行清创缝合。

5. 保存好离断的肢体，以备再植手术　伤员断离的肢体用无菌敷料包好，外套塑料袋，周围置冰块低温保存，以减慢组织的变性和防止细菌繁殖。冷藏时防止冰水浸入断离创面，切忌将断离肢体浸泡在任何液体中。

6. 抗休克　用留置针快速建立 2 条静脉通道，补充有效循环血量，可加压输注平衡液、右旋糖酐、血浆等。对于严重多发伤性休克，补充血容量是治疗成功的关键。

7. 对症处理　颅内血肿，应迅速钻孔减压；腹腔内出血，做好术前准备，尽早剖腹探查；骨折根据具体情况行内固定或外固定，注意伤肢的血液循环及肿胀情况，抬高患肢，保持功能位。脊髓损伤者应减少不必要的搬动，翻身时保持胸腰为一直线，防止扭曲及神经损伤。

8. 严密观察病情变化　对暂不手术的留观者，注意其神志、瞳孔、面色、肢端循环及生命体征的变化。若发现有肢体麻痹或瘫痪，应警惕颈椎损伤的可能性。

9. 留置尿管　观察尿量，评估休克状况。

10. 心理护理　对需立即手术或预测有死亡危险的患者，应与家属、患者多沟通，减轻患者心理压力。

11. 加强基础护理　昏迷、需长期卧床者注意保持皮肤及床单元清洁、干燥、定时翻身、叩背，预防压疮及肺部感染。

12. 口腔护理 保持口腔清洁，预防口腔感染

13. 健康指导 加强营养支持，局部患肢保暖，保持肢体功能锻炼，以利于恢复局部肢体功能，预防并发症。

第三节 复 合 伤

复合伤是指人体同时或相继受到不同性质的两种以上致伤因素的作用而发生的损伤。复合伤常以一种损伤为主，伤情可被掩盖，多有复合效应。复合伤时休克发生率高，感染常是复合伤的重要致死原因。常见复合伤类型：放射复合伤、烧伤复合伤、化学复合伤。

1. 各类型复合伤急救

（1）放射复合伤：人体同时或相继遭受放射损伤和非放射损伤称为放射复合伤。放射复合伤以放射损伤为主。

①现场救护：迅速除去致伤因素；清除口、鼻、耳道的异物和粉尘，保持呼吸道通畅；戴口罩，扎好袖口裤脚；对气胸、休克等进行急救处理；迅速将伤员撤离现场，按轻重缓急转送伤员。

②抗休克：可加压输注平衡液、右旋糖酐、血浆、全血等。

③预防感染：尽早处理创面，合理使用抗生素。

④早期抗辐射处理：对伤员进行清洗，清洗的污水和污物用深坑掩埋，勿使其扩散。胃肠道污染者可催吐、洗胃、缓泻等。

⑤创面、伤口的处理：清洗伤口时，应注意先将伤口覆盖，以防止放射性物质的冲洗液进入伤口，创面用无菌生理盐水反复冲洗；冲洗后的创面应避免用有促进放射性物质溶解或吸收的有机溶剂擦拭皮肤；清创后一般做延期缝合。

（2）烧伤复合伤：是指人体同时或相继受到热能和其他创伤所致的复合损伤。最常见的是烧伤合并冲击伤，两伤合并后，出现相互加重效应，使休克、感染发生率高，出现早，程度重，持续时间长。

①防止肺损伤：严重肺出血、肺水肿是早期的主要死因。应从现场急救开始，保持呼吸道通畅。有呼吸困难或窒息者紧急插入口咽通气导管或气管切开，

高流量给氧。

②抗休克：补液时密切观察呼吸、心率的变化，防止心力衰竭、肺水肿的发生。当烧伤合并颅脑损伤时抗休克指标应控制在低水平，休克控制后适当应用脱水药。

③抗感染：及早妥善处理创面，注意防止内源性感染。使用抗生素和破伤风抗毒素预防注射。

④保护心、脑、肺、肾功能。

（3）化学性复合伤：各种创伤合并化学毒物中毒或伤口直接污染者，称为化学性复合伤。化学毒物可经呼吸道、消化道、皮肤或黏膜进入人体，引起人群中毒甚至死亡。

①清除毒物：对皮肤污染伤员，立即脱去染毒衣服，水溶性毒剂用清水冲洗皮肤毒物；对吸入中毒伤员，迅速脱离污染区；眼内污染者用无菌生理盐水冲洗10分钟以上；口服毒物可给予催吐、洗胃、导泻等；伤口污染者，应尽早清创。

②及时实施抗毒疗法：当诊断明确后立即实施抗毒治疗或应用特效解毒药。

③纠正重要器官功能紊乱，预防并发症。

2. 病情观察

（1）密切监测生命体征的变化，是早期防止感染性休克或急性心肺损害的关键。

（2）控制输血输液总量及速度，防止发生或加重肺水肿。对少尿者酌情给予扩张肾脏血管的药物，以增加肾血流量。

3. 加强基础护理　保持皮肤清洁、干燥，预防压疮的发生。保持环境安静，减少外界不良刺激。保持创面清洁、干燥，防止感染。

4. 心理护理　关心患者，减轻其紧张恐惧情绪，配合抢救。

5. 健康指导　急性期不能进食者应加强静脉或肠外营养支持，恢复期给予高热量、高蛋白饮食，增强机体防御能力。禁烟酒，过量吸烟、饮酒易加重病情。加强营养支持和恢复期的功能锻炼，定期复查。

第四节　急性颅脑损伤

颅脑损伤是指由于直接或间接暴力的作用使头皮、颅骨以及颅内组织损伤。意识障碍的深浅，是判断伤情和评估预后的主要指标。颅脑损伤分为头皮损伤、颅骨损伤、脑损伤，三者可单独或合并存在。

1. 一般紧急处理措施

（1）患者平卧，若伤情许可，宜将头部抬高 15°～30°，偏向一侧。

（2）保持呼吸道通畅，防止气道阻塞和误吸发生，给氧。

（3）控制伤口出血，消毒敷料加压包扎，防止伤口再污染。

（4）建立静脉通道，予以抗休克或脱水治疗。

2. 不同部位脑损伤的救护

（1）头皮损伤：①单纯头皮破裂，剃除局部头发，清创缝合；②头皮小血肿加压包扎，大血肿在无菌操作下行血肿穿刺后加压包扎；③合理使用抗生素、破伤风抗毒素，预防感染。

（2）颅骨损伤：①颅骨凹陷性骨折合并有脑组织受压症状者，立即送手术室；②颅底骨折合并脑脊液漏者，取头高位静卧，头偏向一侧，并用治疗巾在耳外周围铺一无菌区。禁止堵塞、冲洗；禁忌做腰穿；避免用力咳嗽、打喷嚏和擤鼻；给予抗生素；大多数漏口会在伤后 1～2 周愈合，如超过 1 个月未停止漏液，可考虑手术修补硬脑膜。

（3）脑损伤：①如有锐利物品刺入头部，切忌拔出，以免大出血；②脑组织膨出，禁止回纳，用消毒碗覆盖包裹；③闭合性脑组织损伤如出现颅内高压症状，立即建立静脉通道给予脱水治疗；④CT 检查，可显示脑挫伤的部位、范围，有无脑室受压、中线移位及颅内血肿等情况。

3. 严密观察患者病情变化

（1）意识：经常呼唤患者的姓名，询问伤情或用针刺、手捏皮肤，观察患者有无吞咽及咳嗽动作，根据各类反射消失情况来判断患者有无意识障碍及其程度。

（2）瞳孔：若刚受伤时，双侧瞳孔散大，对光反射良好，可能是大脑皮质受抑制所致；若一侧瞳孔进行性散大，对光反射消失，对侧肢体瘫痪，意识障碍，提示脑疝；如瞳孔大小多变，不等圆，对光反射减弱或消失，提示有脑干损伤。

（3）生命体征：若损伤累及脑干，可出现中枢性高热；若伤后高血压上升，脉搏缓慢有力、呼吸深慢，提示颅内压升高，应警惕颅内血肿或脑疝的发生。

（4）症状观察：若头痛、呕吐持续加重，肢体出现相应的病理征或有癫痫发作，均提示颅内压升高或病情加重。

4. 用药护理

（1）应用脱水药时应注意水、电解质、酸碱平衡；避免药液外渗造成局部组织坏死；老年患者，注意观察尿量变化，防止肾衰竭的发生。

（2）控制液体的摄入量：短时间内大量饮水及过量的输液，会使血流量突然增加，加剧脑水肿，增高颅内压。

（3）禁用吗啡、哌替啶（杜冷丁）镇静，防止诱发呼吸暂停，也影响病情观察。

（4）如有抽搐情况，可遵医嘱给予地西泮，使用后注意观察呼吸变化。

5. 心理护理　不论损伤轻重，患者及家属均对颅脑损伤的恢复存在一定忧虑。对轻型颅脑损伤的患者，应鼓励尽早自理活动，避免情绪激动。对恢复过程中出现的头痛、耳鸣、记忆力减退应给予适当解释和宽慰，使其树立信心。

6. 加强基础护理　防止并发症的发生。

7. 健康指导　环境尽量保持整洁、安静。循序渐进地进行康复及语言锻炼。加强营养并增加纤维素摄入量，防止便秘，促进疾病康复。

第五节　颌面、颈部创伤

颌面及颈部创伤不仅可造成上颌骨或下颌骨、颧骨、口腔以及所属区域内的眼、鼻、耳等感觉器官损伤，也可伤及到颈段的咽、喉、气管、食管、脊椎、脊髓以及大血管神经等重要结构。

1. 畅通气道 及时清除咽喉部的异物、凝血块、碎骨片及分泌物，用吸引器或手掏出阻塞物。牵出舌固定以防舌后坠或托起下陷的上颌软腭。咽喉部肿胀，有明显血肿或骨折及软组织异物等可采用置入口咽管或气管内插管，必要时行气管切开。

2. 止血 一般颌面部伤的伤处均有较多的组织移位，出血较明显。急救时只要将组织复位，略加包扎，即可止血，较大动脉可用指压止血。颈部开放性损伤，大出血常是致死的主要原因。现场应立即采取指压止血法，创口小者可用一指压向脊柱；创口较大者应用两指分别压迫血管的颅端和近心端，以控制出血。切忌用绷带环颈压迫。

3. 颈部制动 任何颈部损伤的患者，均考虑有颈椎损伤的可能，在未明确排除颈椎损伤之前，应给予颈托制动，或于头颈两侧放置沙袋或替代物制动。

4. 固定 颌骨骨折时，应将上下牙咬合对位，再将移位的软组织复位，用绷带包扎固定。

5. 建立静脉通道 予以抗休克治疗及全身支持疗法。

6. 预防感染 应用抗生素和破伤风抗毒素。

7. 严密观察患者病情变化 包括患者神志、瞳孔，生命体征，肢体活动，感觉运动等；做好对症处理及护理记录。

8. 加强基础护理 防止并发症的发生。保持口腔清洁，定时冲洗口腔，以去除食物残渣、伤口内分泌物、坏死组织等，以减少口腔内微生物数量。保持伤口清洁、干燥，及时更换污染敷料。

9. 心理护理 不论损伤轻重，患者及家属均对损伤的恢复存在一定忧虑。医务人员不仅应注重救治，同时也应注意给后期修复治疗打好基础。加强与患者的思想沟通，使其树立信心，保持积极健康的心理状态。

第六节 创伤性气胸

创伤性气胸是指利器或肋骨骨折断端刺破胸膜、肺及支气管，空气进入胸膜腔而引起的胸膜腔积气。常见有 3 种类型：闭合性气胸，开放性气胸，张力性气胸。

1. 体位　立即采取半卧位，以利于呼吸、咳嗽、排痰，减轻伤口疼痛。合并休克、昏迷者取平卧位。

2. 保持呼吸道通畅　快速清除呼吸道分泌物或异物，吸氧以缓解呼吸困难。气管插管前禁用吗啡，以免抑制呼吸中枢。

3. 建立静脉通道，积极抗休克。

4. 对症护理

①小量气胸：肺压缩30%可自行吸收。中量及大量气胸，可适当给予镇静、镇痛药物，并严密观察有无发生张力性气胸。如患者症状加重，可紧急采用抽气治疗或将患者送手术室尽早进行胸腔闭式引流。

②开放性气胸，立即封闭伤口，用5~6层大块凡士林油纱布加棉垫封盖伤口，再用胶布和绷带包扎固定，使开放性气胸变为闭合性气胸，然后行胸膜腔穿刺，抽气减压，暂时缓解呼吸困难。急送手术室行闭式胸腔引流等进一步处理。

③张力性气胸，立即在患侧第2肋间隙与锁骨中线交叉点处用粗针头穿刺排气，针尾接橡皮指套，在其顶部剪出1cm大小的开口，使其成为活瓣排气针。紧急处理改善缺氧后送手术室。

④对放置胸腔闭式引流管的患者，保持引流管通畅，及时引流出积血、积气，预防胸腔感染。用呼吸机者应做好气道管理，防止呼吸道感染。

5. 病情观察

①严密观察生命体征变化。

②观察封闭伤口敷料有无松动、滑脱或渗血。

③对胸腔损伤的患者，血压回升后应适当减慢补液速度，防止发生心力衰竭、肺水肿。

6. 心理护理　患者常因呼吸困难而紧张烦躁，应关心、体贴患者，说明症状不适的原因，帮助患者树立信心，配合治疗。

7. 健康指导　鼓励患者进行正确有效的咳嗽，以排出呼吸道分泌物，防止因痰液积聚而引起肺部感染。禁烟、酒，因吸烟使呼吸道分泌物增多，不利于术后肺部功能的恢复。根据损伤程度注意合理休息和营养。合并肋骨骨折患者，3个月后复查 X 线片，以了解骨折愈合情况。

第七节　脊椎与脊髓损伤

脊椎骨折又称脊柱骨折，是临床上较常见的创伤，占全身骨折的 5% ~ 6%，可发生于颈段、胸段和腰段。脊髓损伤是脊柱骨折与脱位后的严重并发症，脊髓损伤后可造成患者被损伤脊髓平面以下部位的感觉、运动和反射功能全部或部分丧失，临床表现为截瘫或高位截瘫。

1. 急救搬运

（1）脊柱骨折伴有休克的患者不宜立即搬运，应就地抢救，待休克纠正后再搬动。

（2）搬运工具最好选择木板或门板。搬动时必须保持脊柱伸直位，需采取 3 人搬运法，一人搬运肩部和躯干，一人搬运双下肢，3 人同时以平托或沿纵轴方向使患者躯干及四肢成一体滚动，把患者移至木板或门板上。禁止搂抱或一人抬头、一人抬足的方法，这样可导致躯干扭曲，加重脊柱骨折或脊髓损伤的程度。

（3）对疑有颈椎损伤的患者，搬运时需一人固定颈部，沿纵轴方向略加牵引，使头、颈、躯干一起缓慢搬动。移至木板后，头部应用沙袋或衣物固定，切忌扭曲或旋转患者的头、颈，以免加重脊髓损伤引起呼吸肌麻痹而死亡。

2. 指导或协助患者床上翻身

（1）对自己能翻身的患者，告知患者及家属翻身的方法和注意事项，注意翻身时必须使肩部和骨盆一起翻，不可扭曲脊柱。

（2）对自己不能翻身的患者，护士应协助完成，具体方法：一手托肩，一手托臀，双手向上向外用力，使患者由仰卧位变为侧卧位，或由侧卧位变为仰卧位。

（3）颈椎骨折行颅骨牵引的患者，翻身时需保持头颅、躯干在同一平面上。一般侧卧位达 30° ~ 40° 即可，以防止加重损伤或牵引弓脱落。

3. 饮食与营养　伤后一周，因消化功能紊乱，可引起腹胀，应适当限制饮食，由流质饮食逐渐过渡到半流质饮食和软食，用静脉输液方式补充营养。2~3周后，消化功能恢复，则给予高热量、高蛋白及高维生素饮食。

4. 病情观察及护理

（1）观察及评估患者痛、温、触及位置觉得丧失平面和程度，观察肢体活动情况，注意截瘫平面的变化，肢体感觉。运动的恢复情况。、

（2）高热的护理：高位截瘫者，出现中枢性高热时宜用物理降温。

5. 心理护理　经常了解患者的思想情况，多安慰、鼓励，以增强战胜疾病的信心，积极配合治疗。

6. 并发症的预防及护理

（1）预防呼吸道并发症：对长期卧床和截瘫的患者，应经常改变体位，定期指导患者做深呼吸和用力咳嗽，轻叩患者背部，使痰液松弛，促进肺膨胀和排痰。给予超声雾化吸入，在吸入液中加入抗生素。地塞米松或糜蛋白酶，以稀释分泌物，便于痰液排出。高位截瘫伴呼吸肌麻痹、呼吸困难者，早期行气管切开可减少呼吸道梗阻，防止肺部感染。气管切开患者，应严格执行气管切开护理常规。

（2）预防便秘：①鼓励患者自行排便，经常按摩腹部，促进肠蠕动；②指导患者多饮水，多进食绿叶蔬菜、水果、蜂蜜；③必要时给予番泻叶泡水服用，或使用开塞露、灌肠等方法协助排便。

（3）预防泌尿系统并发症：截瘫患者需长期留置尿管，截瘫早期留置尿管后持续引流尿液。3~7天后开始夹管，每4~6小时开放1次，以训练膀胱反射和自律性收缩功能，预防膀胱萎缩。每日用0.02%呋喃西林液250ml冲洗膀胱2次，每个月更换尿管1次。鼓励患者多饮水，预防泌尿系结石。

（4）预防压疮：2~3小时翻身1次，有条件者可使用气垫床，减轻局部压迫；保持床单元清洁、平整，保持皮肤干燥；用气圈或棉垫保护骨突处，翻身时按摩骨隆突部位，促进血液循环。

（5）预防关节畸形：保持瘫痪肢体处于功能位，防止关节屈曲、过伸。过展。利用变换体位的方法防止髋关节内收畸形；穿护足支架，防止足下垂。

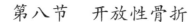

第八节 开放性骨折

骨的完整性或连续性中断称为骨折。开放性骨折是指骨折附近的皮肤或黏膜破损，骨折端与外界相通，或骨折端通过脏器与外界相通。

1. 现场急救

（1）先救命后治伤：判断有无胸膜损伤，对症处理；心搏、呼吸停止者应立即行胸外心脏按压和人工呼吸，氧气吸入；急性大出血应立即做止血处理，同时给予输血、输液；意识障碍者，要保持呼吸道通畅，观察生命体征，做好对症处理。

（2）妥善处理伤口：开放性伤口，用消毒敷料或清洁布料包扎，防止进一步污染；暴露的骨端不可还纳，可用相对清洁的布类或容器覆盖；伤口有活动性出血时，用绷带加压包扎止血，无效时可用止血带止血，注意每40～60分钟松开5～10分钟，防止肢体缺血坏死。

（3）妥善固定：固定以专用夹板为佳，亦可就地取材，用树枝、木棍、纸壳、书报等，在缺乏外固定材料时，上肢骨折的患者，可将患肢贴紧胸壁捆绑；下肢骨折的患者，将患侧与健侧捆绑，防止在搬运时移位。

（4）迅速转运：四肢骨折经固定后，可用普通担架运送，脊柱骨折患者必须平卧于硬板上，固定头颈部，运送时迅速、平稳。运送途中注意观察全身情况及创口出血情况。危及生命的情况要及时处理。

（5）送入医院后，认真交接班，向医护人员交代伤口、骨外露、对症处理等情况。彻底清创，并注射破伤风抗毒素。

2. 清创术后护理

（1）患肢血液循环的观察及护理

①观察患肢末梢血液循环及活动情况，如有剧烈疼痛、肿胀、麻木、皮温降低、苍白或青紫，说明肢端血液循环障碍，应立即查明原因，对症处理。

②抬高肢体略高于心脏水平，并防止过度抬高、热敷、按摩，以免加重组织缺血。

③夹板或石膏绷带固定患者，如有局部持久性疼痛，应考虑有局部受压、缺血，及时告知医生，必要时调整外固定。

（2）伤口观察及护理：注意观察伤口情况，渗血、渗液较多时应及时更换敷料。对感染严重的伤口，应及时清创、引流，给予抗生素湿敷等治疗。

（3）药物治疗护理：遵医嘱给予抗生素及止痛药物，防止感染，减轻疼痛。

（4）加强基础护理：满足患者生活需求，预防各种并发症，如坠积性肺炎、压疮等。

（5）心理护理：关心患者，耐心解释，消除其紧张及恐惧心理，鼓励面对现实，帮助树立战胜疾病的信心及生活的勇气。

第九节　烧　　伤

烧伤是由于热力、电能、放射能和化学物质等作用于人体所引起的损伤。一方面因蛋白质变性和酶失去活性发生变质、坏死，直接造成局部组织细胞的损害。另一方面烧伤后机体反应可释放出多种生物活性物质，引起烧伤的局部反应和一系列的全身反应。大面积烧伤常并发严重休克与感染，病死率较高。

1. 紧急处理措施

（1）迅速脱离热源。

（2）保持呼吸道通畅：火焰、烟雾可致吸入性损伤，引起呼吸窒迫。患者若有呼吸困难、窒息，应立即给予氧气吸入，必要时行气管切开。

（3）抢救生命：如合并肝、脾破裂、骨折等外伤者，应迅速进行抢救和做好术前准备。

（4）保护烧伤创面：用无菌敷料或干净床单等覆盖包裹。

（5）镇静止痛：患者疼痛剧烈时，给予止痛药物，如布桂嗪 100mg 或哌替啶 50～100mg 肌内注射，以减轻患者痛苦。烦躁者使用镇静药，如地西泮 10mg 或苯巴比妥 0.1g 肌内注射。

2. 重症护理

（1）休克：大面积烧伤后，大量血浆液体渗出至创面和组织间隙，有效循环血容量迅速下降，出现低血容量性休克。

①严密观察生命体征、末梢循环和烦躁情况，若患者出现心率增快、脉搏细速、脉压小或血压下降，呼吸浅快、烦躁不安、尿少等为早期休克表现。

②静脉补液：液体疗法是防治烧伤休克的主要措施。根据病情选择较粗血管或行中心静脉置管输液。渗出在伤后 2～3 小时最为急剧，8 小时达高峰，一般持续 36～48 小时。根据体液渗出规律补液。补液方法为：伤后第 1 个 24 小时的补液总量可按二度、三度烧伤面积×体重×1.5＋2000ml 的公式计算。补液量的 1/2 应在前 8 小时内输入人体，后 16 小时输其余 1/2 量。另需补给经皮肤、肺丧失的每天水分需要量。第 2 个 24 小时，胶体和电解质液为第 1 个 24 小时的一半，水分补充为 2000ml。第 3 个 24 小时视情况而定。除此之外，还应根据病情适当调整输液速度。

③留置导尿管：观察每小时尿量和颜色，并准确记录 24 小时出入液量。

（2）预防感染：并发全身性感染是大面积烧伤死亡的主要原因。

①病情观察：患者出现神志改变，兴奋、躁狂或冷漠；体温出现异常变化；心率加快、呼吸急促、血压下降等变化应考虑烧伤并发全身性感染。

②正确创面处理：创面以生理盐水反复冲洗后，涂以烧伤软膏。有水疱可保留或用空针抽出内液。小面积或肢体部位创面覆盖厚层纱布后包扎；大面积烧伤不易包扎的创面采用暴露疗法。深度烧伤创面应尽早切痂和植皮。

③抗生素的应用：根据创面菌群动态和药敏情况合理选择抗生素。

（3）创面皮肤护理

①一度烧伤属于红斑性炎症反应，无须特殊处理，能自行消退。

②小面积二度烧伤清创后，如水疱皮肤完整，应予以保护，只需抽取水疱液，消毒包扎，水疱皮肤可充当生物敷料，保护创面、减痛，且可加速创面愈合。

③深度烧伤由于坏死组织多，组织液化、细菌定植难以避免。创面清创消毒后，用敷料包扎，敷料厚度应为 5cm，使之大量吸收渗液，并减少外来感染。头面部、颈部、会阴部大面积烧伤，并有室温条件下，也可以采用红外线照射来保

持暴露下所需的温度，同时可促进痂下愈合。

（4）破伤风的预防　受伤后24小时内注射破伤风抗毒素1500U，注射前应做破伤风抗毒素皮内试验。

3. 心理护理　自我形象紊乱和生理功能障碍导致烧伤患者焦虑、恐惧等心理压力尤为严重。应加强与患者沟通交流，协助患者自理性活动，鼓励患者增强独立性和自信心。

4. 健康指导

（1）保持口腔清洁，防止口腔炎，增进食欲。

（2）保持创面清洁干燥，预防感染。

（3）保持病室及床单元的清洁、干燥，定时通风，进出人员相对限制，减少感染发生率。

（4）寒冷季节注意保暖。保持肢体功能位，恢复期加强运动，进行必要的康复功能锻炼，减少瘢痕挛缩。

第十节　动物咬伤

被犬、猫、狼等动物咬伤后，狂犬病毒进入引起中枢神经系统的急性传染病，狂犬病又称恐水症。一旦发病，病死率极高。

1. 咬伤后紧急处理措施

（1）伤口处理：立即用3%过氧化氢溶液反复冲洗，再用生理盐水冲洗伤口，然后用0.5%聚维酮碘消毒伤口并敞开，不予缝合。

（2）狂犬病疫苗注射：被狗等动物咬伤，应首先注射狂犬疫苗，按0、3、7、14、28日，肌内注射，每次一支。

（3）必要时抗狂犬病免疫血清注射，按40U/kg，一半肌内注射，另一半伤口周围注射。注射前应做皮肤敏感试验，阳性者应脱敏注射。

（4）破伤风抗毒素和抗生素的使用：肌内注射破伤风抗毒素1500U。使用前应做皮肤过敏试验，阳性者，应脱敏注射或注射其他非过敏药物，如蓉生逸普2500U，肌内注射。还应给予敏感抗生素，预防伤口感染。

2. 狂犬病发作的救护

（1）隔离：高度可疑狂犬病者首先隔离，安置单人暗室病房，避免声、光、水等刺激，患者唾液污物及其他物品应焚烧。用具彻底消毒。接触患者要戴口罩、帽子和橡皮手套，穿防护服，严格做好标准预防。

（2）用药护理：兴奋期应用足量镇静药物，如地西泮成年人一天 20～40mg，小儿一天 0.5～1mg/kg 肌内注射或静脉滴注。苯妥英钠成年人一次 0.1～0.2g，小儿一天 5mg/kg，也可使用水合氯醛，人工冬眠药物。

3. 对症治疗 有呼吸困难者应吸痰，给氧，必要时行气管切开，麻痹期应使用呼吸机辅助呼吸，输液，注意纠正酸碱失调，不能进食者应给予静脉营养。

4. 病情观察

（1）前驱期：表现为发热、头痛、恶心、呕吐、全身不适。伤口疼痛，麻木或蚁行感。

（2）激动期：过度兴奋，烦躁不安、恐惧、发热、多汗、流涎、吞咽和呼吸困难，对水、风、声、光的刺激非常敏感，尤饮水、见水或听到水声都产生恐惧，故称恐水症。

（3）麻痹期：间歇期，痉挛停止，转为弛缓性瘫痪，下颌下坠、流涎，表现安静，反射消失，呼吸减弱或停止，循环衰竭而死亡。

5. 健康教育

（1）患狂犬病者，均有被疯狗、病猫等动物咬伤病史，潜伏期 15 天至 12 个月，短者为 10 天，长者达 1 年以上。教育大家要有充分的防护意识。

（2）注射疫苗期间避免进食刺激性食物，不要剧烈运动。按要求正规接种预防。

第十二章　老年人安全与紧急救援

一、老年人安全

安全是贴近百姓生活的重要问题。安全是指避免"危机"，努力"转危为安"的行为状态。安全事件有突发性、非常规性、并发性、不确定性、紧迫性等特点，都要经过潜伏期、爆发期、持续期、恢复期等阶段。老年人安全指的是老年群体如何避免其生命、财产受到危害，使损失降到最低程度的行为状态。养老（助残）员的任务是掌握老年人安全危机事件发生、发展规律与特点，承担协助老年人做好前期预防，事中处置、事后恢复工作。

（一）现实生活中与老年人有关的安全问题

1. 老年人安全的特殊性

当今社会老龄化趋势逐年增加，"老年人比平常人更可能成为灾害事故的牺牲者。"这是美国消防协会现代火灾调查所得出的结论。近几年来，老年人在灾害事故中丧生的事件有逐年增加的趋势，老年人的安全问题值得各界关注。

步入老年以后，人在生理和心理上有很大变化。典型的变化是身体体能和灵活性降低、听力视觉辨别能力减弱、对外界变化不敏感、情绪容易激动等。因此，老人遇到突发事件时需要较长的时间来反应，因辨别能力与判断能力很差，难以控制情绪，容易出现大脑一片空白的状态；对光、声音、味道等感觉较易出现偏差；行动迟缓容易失掉被救援的先机；较易摔倒并导致骨折或引起心脑血管等其他突发性疾病等等。

2. 居家养老环境下常见的安全问题

根据老年人的基本特点和居家养老的环境特征，常见的安全问题主要分为三大类，分别是居家条件下常见的安全问题、出行时常见的安全问题以及外界环境

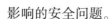

影响的安全问题。

居家条件下常见的安全问题主要包括：事故灾害（如火灾等）、公共卫生事件（如心脑血管疾病、煤气中毒、食物中毒等）、社会安全事件（如入室盗窃与抢劫非法侵害事件等）。

出行时常见的安全问题主要包括：自然灾害（如沙尘暴、雷雨大风等）、事故灾害（如交通事故、电梯意外、公共场所踩踏爆炸事件、财物被盗抢劫等）。

外界环境影响的安全问题：自然灾害（如水灾、或由地震引起的城市大火、河流水库决堤、泥石流、塌陷等）、事故灾害（如大面积停电、停水等）、公共卫生事件（如大型流行病等）。

（二）老年人安全问题的预防和应对

根据老年人特有的生理、心理特征和主要的活动环境，养老护理员的工作主要包括以下几点。

1. 老年人基本情况的调查及管理　养老（助残）员要对辖区内的老年人年龄、身体状况、常去的公共场合进行详细调查，重点标注老年人的特殊疾病等。

2. 定期安全问题排查　定期到老年人家中进行安全问题排查。对家中危险源分析及处理情况进行登记。有问题及时上报，及时处理。

3. 协助老年人做好应急预案　根据常见的安全问题、老年人本身特殊性及居家养老环境的安全特征，协助老年人有针对性的做好应对措施，建立应急预案。

4. 安全知识普及、培训与预演练　协助老年人根据常见的安全问题做好应对预案，并通过多次宣传和演练，帮助老年人了解在危机状况下如何处理，并建立应急预案理念。

二、老年人的紧急救援

（一）养老护理员紧急救援的重点及工作职责

老年人的紧急救援是指根据老年人常见的安全问题，以及针对这个年龄群体的身体状况、日常生活环境等普遍性特点，开展的紧急救援相关系列工作。工作的基本原则："以人为本、快速反应、协同应对，减少危害、预防为主，预防与处置并重"。在遇到老年人安全问题时，养老护理员要以拯救生命为先，其次是控制事故扩散，再次是保护财产。任何情况下，都要先保证养老护理员自身安全，在此条件下进行紧急救援。

在具体的工作中，养老护理员角色定位以"协调沟通"为主，重点做好安全预防与前期处置等环节的工作；以"安全第一，预防为主"为原则，建立包括老年人安全、养老护理员安全、家庭安全以及社区安全"四位一体"的紧急救援模式。主要工作内容如下。

1. 多渠道的信息采集和汇总　充分发挥老年人自身力量以及养老护理员的基层组织管理与协调作用。采取设立意见箱，随时反映生活中的安全隐患。经常到老年人家中进行访查，教会老年人如何检查常见的安全隐患，做到经常检查，坚持记录，随时报告，做好预防工作。

2. 做好值班　上岗人员配备24小时开机的通讯电话，并将电话号码公布给所辖区域老年人。一旦发生突发事件，老年人可及时向养老护理员通报信息。

3. 建立老年人档案　档案内容主要包括姓名、性别、年龄、住址、主要联系人、疾病史、家中常见隐患等，并建立相关数据库，在出现危险情况时及时调取，为救护人员对老年人进行急救提供有效支持。养老护理员应熟记所辖范围内老年人的基本情况。在出现异常情况时，充分利用老年人档案，及时调取相关信息，进行有效救助。

4. 密切联系老年人　养老护理员应做好与社区内老年人的互动与交流，对于需要特殊照顾的老年人应适当增加关注度。根据辖区内老年人的居家环境以及老年人身体状况制定有针对性的、简单可操作的应急预案，并经常与老年人沟通，根据本人情况变化及时调整相应的档案记录，确保信息真实可靠。

5. 经常开展安全教育　根据老年人的特点，安排安全教育，内容以居家安全为主，形式要灵活多样，如采用宣传片、说唱短剧、简单演练等形式以加强老年人记忆，增强老年人的自我防护意识和安全意识。演练时需注意过程控制，做好保护措施，避免老年人受伤。

6. 及时准确上报信息 遇到突发情况时，养老护理员所报告的对象、内容、方式、手段应按既定规定要求和内容上报。养老护理员应在自身掌握的基础上，教会所辖区域内老年人如何报信息。

7. 层层落实职责 养老护理员在紧急救助时的主要工作职责是上传下达，因此要建立起责任追究制。所辖区域内出现突发情况，该辖区负责人为第一责任人，对于预警方案实施不力，或延误上报、漏报、瞒报信息的行为，对相关责任人应做出相应处理。

（二）紧急救援的基本流程

安全问题发生后的处理基本流程主要为：预警、先期处置、信息报告、应急响应、应急结束、调查评估、恢复重建。

根据居家养老环境下老年人各方面的特点和养老（助残）员的工作职责，居家养老环境中紧急救援的基本处理流程如下（图 12-1）。

1. 报警 经常巡视老年人家庭。一方面，指导老年人掌握烟感、报警器等设备的自动报警信号；另一方面，查看预警设备是否处于正常工作状态，一旦发生险情能够及时报警。

2. 先期处置 养老护理员要经常帮助辖区内老年人进行常见突发事故紧急救援的培训与演练，教会老年人一些经常性突发事件的简单处理方法。当居家环境中发生较小的突发事件时，老年人可以用先前学习的方法进行处理，例如遇到炒菜油锅起火、自来水跑水等问题，采用先关掉煤气阀和电源总开关等有效措施。养老护理员在接到老年人报告后，尽快赶到现场，首先仔细检查现场状况，然后在确保自身和老年人安全的前提下，进行简单的可控的先期处置。

3. 信息报告 养老护理员是离老年人最近的救援力量，承担着应急协调、突发意外事件预防和现场先期处置的基础工作。养老护理员应有能够保证24小时开机的联系电话。并协助老年人将养老护理员联系电话设置快捷键，如遇突发事件，可直接拨号，争取宝贵的救援时间。养老护理员接到报告电话后，首先询问老年人姓名、事发地点、伤势情况、事件大概的状况和发展趋势，还要做好情况记录。随即上报上级领导后，迅速调出该老年人的档案资料，立即赶赴现场。

到达现场后，养老护理员根据对现场状况的判断，做出是否需要专业救援的判断。如需要专业救援应立即拨打相关报警电话。治安等事件为110，火警以及其他较难处理的事故类电话为119，医疗急救电话为120。此外，还应尽早通知老年人亲属。

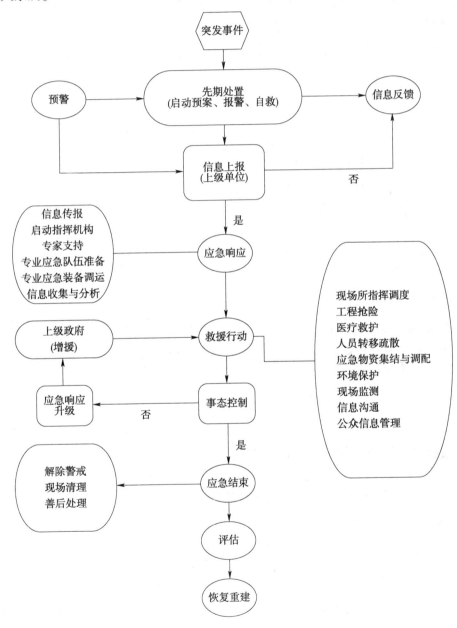

图 12-1　居家养老环境中紧急救援流程

4. 应急响应　在应急响应的救援过程中，养老护理员主要起协助作用。主要工作是协助老年人处理简单的突发事件。如事件难以控制、需要专业救援力量时，养老护理员应搜集必要的信息，按照应急预案进行报告，协助救援。

养老护理员向专业救援力量报告的主要内容如下。

报警情况：是否已向110、119、120报警；

突发事件情况：事件的类型、发生位置、报告时状态（是否已被排除，是否已受控制，是否还在蔓延，是否会造成更大危害）、报告附近人群的状况；

救援情况：哪些救援行动受阻，原因是什么；

疏散情况：应当疏散的人数，集合地点清点的人数，滞留在现场的人数，失踪的人数（去向不明的人员）；

救护情况：受伤人数，受伤人员救治情况，尚在搜救的情况；抢险情况：已经采取了哪些措施，取得的成效，目前遇到的困难；

外援情况：专业救援力量到达突发事件现场情况等。

此外，养老护理员还要协助专业救援队伍做好外围警戒以及事态记录工作，并保证随时与专业人员的沟通。

5. 应急结束　应急救援行动结束后，养老护理员应及时协助专业人员解除警戒并帮助老年人及家属清理现场，做好其他善后及恢复工作并做好调查总结记录。

三、老年人典型安全问题的紧急救援

（一）地震情况下对老年人的紧急救援

地震是地球内部发生的急剧破裂产生的震波，在一定范围内引起地面震动的现象，是比较常见的自然灾害。地震可能造成建筑物倒塌，引发大量的伤亡。因此，地震发生时应迅速及时采取保护措施，避免造成更多的伤害。

1. 地震灾害的日常预防工作　对社会公众来说，特别是老龄群体，预防地震灾害的办法，一方面要及时掌握政府应急管理部门发布的有关地震的权威信息，另一方面要长期做好地震应急自救、互救能力的提高和宣传演练工作，做好以下几方面的工作。

（1）选定地震发生时可供室内就地避难空间（如卫生间、墙角、坚固家具等）。

（2）协助老年人储备好室内避难的物资（水、食品、手电等）、药物（老年人常用药）、应急包、呼救工具（收音机、口哨、彩布条）；贵重物品（证件、信用卡、存折、现金等）贴身携带，护身（特别是头部）、保暖用品，逃生用品（绳索、梯子、破门窗工具）等的家庭储备工作。

（3）根据老年人身体、头脑、肢体的灵活度及家居环境条件，协助老年人制定出震晃后逃生路线图及回避逃生障碍措施。

（4）制定的室内避难和室外逃生应急预案，还要经常与老年人讨论预案（每季度至少一次），进行演练（每年至少一次），使老年人掌握自救的方法。

2. 地震时自救避难措施

（1）地震初始，应迅速头顶保护物跑到室外空旷处，也可以躲在楼内墙根、墙角、坚固的家具旁等易于形成三角空间的地方；要远离外墙、门窗和阳台；不要使用电梯，更不能跳楼。需提示，遇地震时，尽量保持镇静，不要拥挤乱跑，有序撤离。

（2）尽快关闭电源、火源及油、气源、开门窗、保出口。

（3）地震发生后应注意收听广播，了解灾情发展状况，做出室内避难或室外逃生的决策。

（4）逃生时不要靠近水泥预制板墙，门柱及玻璃窗、广告牌、电线杆，以免被砸伤。选择室外逃生避难时，要把随身携带物品减少到最低程度。

（5）沟通邻居，合作互助，从居住楼宇内的安全通道逃生。逃出居住楼宇后，立即寻求救援人员帮助，入住避难营地。已经脱险的人员，震后不要急于回屋，以防余震的伤害。

（6）参加震后救援时，应注意搜寻被困人员的呼喊、呻吟和敲击器物的声音；不可使用利器刨挖，以免伤害被压者。找到被压者时，要及时清除其口鼻内的尘土，使其呼吸畅通。已发现幸存者但解救困难时，首先应输送新鲜空气、水和食物，然后再想其他办法救援。

3. 余震期避难处理 主动联系并协助救援队搜索和营救仍在室内避难的老年人；协助救援人员对到达营地老年人实施庇护；协助救援人员为老年人处理避难营地生活、医疗、康复、各类信息申报手续以及与外界亲友建立联系渠道。

4. 养老护理员的职责 养老护理员应掌握发生地震时如何自救互救的基础知识和基本技能，平日里教会老年人地震时选择家中何处进行躲避，如何选择逃生路线，最好对困难老年人入户指导。教会老年人如何防震，如何保存体力，如何求救。指导老年人在家储备室内避难的物资，并置于方便取到或带出的位置。常用避难物资包括：饮用水、压缩饼干、手电筒等。

（二）火灾情况下对老年人的紧急救援

火灾是家居生活中较常见的突发性灾害，主要由家用电器过热、电路老化、厨房煤气泄漏、吸烟烟头等原因引发。根据大量案例统计，火灾中的人员伤亡因吸入有毒烟气窒息死亡的占死亡总数的 $1/3 \sim 2/3$，其余的也大多先被烟毒熏晕后被烧死。

1. 火灾预防措施 形成火灾有三个要素，即引火源、可燃物、助燃物。严格控制火源、排查隐患是火灾预防的重要措施。居家养老的火灾预防工作主要内容如下。

（1）检查引火源。例如：电路电线、电器开关、煤气开关、烟头、火柴等是居家环境的主要引火源。排查可燃物和助燃物。例如木材、纸张、棉毛织物、蜡烛、鞭炮、汽油、煤油、动植物油、酒精以及灶器、天然气等。

（2）评估灭火条件。清楚老年人室内外的水源、灭火器材及灭火工具的类别、位置、可用状态。养老护理员应掌握家用灭火器的使用。评估火灾逃生途径。评估居住建筑物内（安全门、安全出口、疏散通道、消防电梯等），建筑物外（阳台、屋顶、通风口、污水管、过道）可以作为逃生路径选择的状况、条件及可用性，协助老年人确定相应的逃生路线。

（3）坚持安全预防宣传教育工作。每月至少对老年人做入户服务和每周电话沟通一次。对老年人健康状况、对火灾的适应性及可采用的有效救助、逃生措施的可行性做评估和修正。坚持安全演练工作。拟定居家老年人火灾逃生应急预案，每年演练一次。

2. 火灾现场处置技术　火灾现场处置技术是家庭火灾预防和当火灾发生应采取的减少伤害措施和自救的方法。养老护理员应该知道适用于小范围家庭火灾和大范围的高楼火灾的处置技术、特别是要掌握自救方法，也要教会老年人掌握自救方法。

（1）家庭火灾现场处置措施：家庭火灾一般是由于疏忽大意造成的，常常事发突然，令人猝不及防，后果很严重。遇到如下情况要及时处理，防止火灾进一步发展。遇到炒菜时油锅着火，应迅速盖上锅盖灭火。如果没有锅盖，可将切好的蔬菜倒入锅内灭火。切记用水浇，以防燃着的油溅出来，引燃厨房中其他的可燃物。遇到电器起火，先切断电源，再用湿棉被或湿衣物将火压灭。液化气罐着火，除可用浸湿的被褥、衣物等捂压灭火外，还可将干粉或苏打粉用力撒向火焰根部，在火熄灭的同时关闭阀门。特别提示：家中无人时，应切断电源、关闭燃气阀门。不要卧床吸烟，切忌乱扔烟头。家庭应备的火灾逃生工具主要有：家用灭火器、应急逃生绳、简易防烟面具、手电筒。将它们放在随手可取的位置。处理过后，撤离火场时应用湿毛巾捂住口鼻，背向烟火方向迅速离开。逃生通道被切断、短时间无人救援时，应关紧迎火门窗，用湿毛巾、湿布堵塞门缝，用水淋透房门，防止烟火侵入。

（2）高楼火灾现场处置措施：高层建筑物楼道狭窄、楼层高，发生火灾不容易逃生，救援困难，且常因人员拥挤阻塞通道，造成相互践踏的惨剧。当高楼发生火灾时，应该做到：①立即拨打119报警进行求救。②可利用各楼层的灭火器材扑灭初起火灾。③稳定被困老年人情绪。要保持头脑清醒，千万不要惊慌失措、盲目乱跑。④选择安全疏散途径，帮扶老年人脱离灾害现场。⑤逃生时应坚持向下不向上原则，因火势向上蔓延。应用湿棉被等物作掩护、快速向楼下有序撤离。⑥所选定逃生通道如果被烟火封阻，应背向烟火方向离开，通过阳台、气窗、天台等往室外逃生。⑦关紧房门或离开房间后，一定要随手关门，使火焰、浓烟控制在一定的空间内。火势蔓延时，应用衣物掩住口鼻，放低身体姿势，浅呼吸，快速有序地向安全出口撤离。或利用建筑物阳台避难，等待救援。⑧靠墙躲避。因为消防人员进入室内救援时，大都是沿墙壁摸索行进的。逃生时要防止烟雾中毒、预防窒息、可采用湿毛巾、口罩等蒙鼻，匍匐撤离。⑨若过烟火封锁区时应向头部、身上用湿毛巾、湿棉被湿毯子将头、身裹好再冲过去。

特别提示：①因供电系统随时会断电，千万不要乘电梯逃生。②公共通道平时不要堆放杂物，否则即容易引起火灾，也会妨碍火灾时的逃生及救援。③若逃生通道被封阻，应首先关紧迎火门窗，打开背火门窗，用湿毛巾、湿布塞堵门缝或是水浸棉被蒙上防止烟火渗入房内，再与外部联系固守待援。

3. 养老护理员的职责 养老护理员应协助细致检查老年人家中火灾隐患，并做好档案记录；在自身掌握各种火灾的紧急救援方式基础上，有针对性的教会老年人如何预防火灾，如何处理简单火灾，如何使用灭火器，如何使用简易防烟面具，如何自救互救。教给老年人如果火势无法控制时老年人应在保障自身安全的前提下，立即通知养老护理员，教会老年人报告的主要内容：燃烧物、燃烧面积、火灾地点、报告人姓名、联系方式。再由养老护理员按照居家养老环境中紧急救援的基本处理流程进行处理。

灾后处理：在逃离火灾区现场后，视老年人状况做好临时安置或是安排、护送老人去医院治疗工作。完成老年人家居灾情损失评估及受损补偿申报工作；安排老年人家居养老环境条件的恢复。总结、修正原拟的老年人火灾、逃生应急预案。

（三）出行交通事故的救援措施

老年人行走比较迟缓，在行走中遇到突发交通事故避之不及，极易受到伤害。老年人如果遭遇交通事故，应及时采取适当的应急措施。养老护理员如果遇到这类的情况，积极进行有效处理：老年人出行发生事故后，应先立即记下肇事车辆的号码并拨打110和120求助。同时，检查老年人的受伤情况，采取初步的救护措施，对伤口进行初步的止血、包扎和固定。检查老年人受伤情况时，要注意保持伤者呼吸通畅。如果呼吸和心跳停止，应立即进行心肺复苏法抢救。发生重大交通事故时，伤者很可能会脊椎骨折，这时千万不要翻动患者。

平日里，养老护理员应教会老年人如何遵守交通规则，告诉老年人横过马路时，应走人行横道、过街天桥、地下通道。过人行横道时还应先看左右，在确保安全的情况下通过，避免交通事故。告诉老年人出现事故后简单的自救常识，如何求救，如何拨打120急救电话。帮助老年人制作紧急联系胸牌，上面注明老年人姓名、住址、紧急联系人、简要重大疾病史等，并嘱咐老年人外出随身携带，放在一眼能够看到的地方。

（四）水灾情况下老年人的紧急救助

水灾是长时间、大面积降雨或者冰雪融化以及江、河、水库堤坝溃决等原因，致使洪水泛滥，造成的灾害。堤坝溃决时，水量大，水势凶猛，往往导致大量城乡居民因无法及时逃生而遇难，或者由于遭受洪水浸泡或饥寒交迫，机体抵抗力急剧下降，因此被冻死、饿死、累死。

1. 水灾情况下的紧急避难措施

（1）洪水到来之前，按照预先选择好的路线将老年人撤离易被洪水淹没的地区，转移到政府避难处所。如果来不及转移，也不必惊慌，可向高处（如结实的楼房顶、大树上）转移，等候救援人员营救。但土墙、干打垒住房或泥缝砖墙住房，经水一泡随时都有坍塌的危险，只能用做暂时的避难场所，再想别的办法逃生。

（2）洪水到来之前，要关掉煤气阀和电源总开关，以防电线浸水而漏电漏气、伤人。时间允许的话，赶紧收拾家中贵重物品放在楼上。如时间紧急，可把贵重物品放在较高处，如桌子，柜子或架子上，以免水浸。采取必要的防御措施，首先要堵塞门的缝隙，如旧地毯、旧毛毯都是理想的塞缝隙的材料，还要在门槛外堆放沙袋，以阻止洪水涌入。

（3）避难时应在楼上贮备一些食物及必要的生活用品，如饮用水（千万不要喝洪水，以免传染上疾病）、炊具、御寒衣物等。如果没有轻便的灶具，可以改吃干粮充饥。要携带火柴或打火机，必要时用来生火。如果有可能，可吃些高热量食品，如巧克力、饼干等，喝些热饮料，以增强体力。

（4）特别提示：经过浸泡之后的房屋、大树和堤岸都较容易发生倒塌或滑坡；警惕和防范有毒蛇虫的咬伤以及倒塌电线的电击；准备好医药、取火等物品；保存好各种尚能使用的通信设施。进入灾区建筑物内，一定不能吸烟、划燃火柴或是带有开放性火源。以防引燃泄露的煤气而引起爆炸。

2. 养老护理员的职责　发生水灾时，养老护理员应在保障自身安全的前提下，协助老年人在发水后断电断气。发生水灾后要听从政府安排，带足衣物、食物以及必要生活用品，要给老年人详细列出可能用到的物品详单，并置于明显位置。

参 考 文 献

［1］陈俊芬．院前急救的安全隐患与护理管理对策．中国实用医药，2012，7
（4）：273－274.

［2］钟咏．院前急救护理安全问题与管理对策．中国社区医师：医学专业，
2012，36（24）：288.

［3］刘朝霞．院前急救护理安全问题与管理对策．中国实用医药，2014，16
（9）：274－275.

［4］张娅．高校医院院前急救护理管理的问题及对策．保健医学研究与实践，
2011，8（4）：95－96.

［5］贺菊芳，龚海军．院前急救中护理管理研究现况综述．甘肃医药，2013，32
（3）：206－208.

［6］刘克英，高爱煜．院前急救护士职业危害分析与防范对策．职业与健康，
2013，29（10）：1265－1267.

［7］张亚卓，赵文静，徐凯春．心肺复苏护理进展．实用护理杂志，1997，13
（1）：4.

［8］唐永红．高速公路车祸大批伤员的急救组织管理及处理．岭南急诊医学杂
志，2003，8（1）：62－63.

［9］席淑华，王雅芳，周立．对急诊护理操作实施风险管理的探讨．中华护理杂
志，2004，39（2）：120－122.